BÉLIANNE et SOGNET

EXÉCUTION DU SERVICE DE CAMPAGNE

2e ÉDITION

Avec Préface de M. le Médecin Inspecteur SCHNEIDER

PARIS
Henri CHARLES-LAVAUZELLE
Éditeur militaire
124, Boulevard Saint-Germain, 124
Même Maison à Limoges
1916

OBELLIANNE et SOGNET

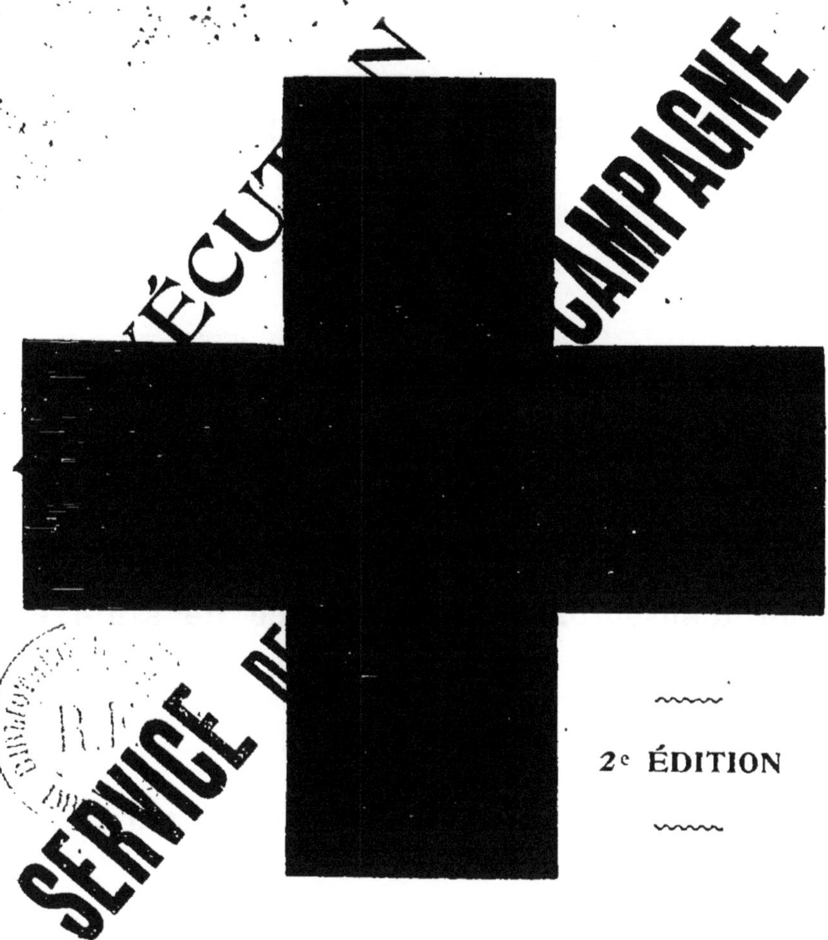

2ᵉ ÉDITION

Avec Préface de M. le Médecin Inspecteur SCHNEIDER

PARIS
Henri **CHARLES-LAVAUZELLE**
Éditeur militaire
124, Boulevard Saint-Germain, 124

Même Maison à Limoges

1916

SOMMAIRE

Préface.

NOTE POUR LA 2ᵉ ÉDITION

La première édition de cet opuscule, parue en juin 1914, était épuisée dès le mois d'août de la même année.

Tout loisir nous avait manqué jusqu'à maintenant pour faire paraître une deuxième édition, bien que nous y ayons été convié par de nombreuses demandes.

Notre récent retour des Dardanelles nous permet enfin d'y songer. Nous espérons que cette édition mise à jour recevra le même bienveillant accueil que la première.

PRÉFACE

DE

M. le Médecin Inspecteur SCHNEIDER

Ce guide de l'officier d'administration de réserve et de l'armée territoriale répond à un besoin qui se faisait vivement sentir et auquel il était étonnant et regrettable qu'on n'eût pas encore donné satisfaction.

Les auteurs de ce petit livre, que j'ai eu l'honneur d'avoir comme collaborateurs, étaient particulièrement bien préparés au travail qu'ils ont brillamment produit. L'un était un de mes adjoints à la Direction du service de santé du 20° corps d'armée, dont j'ai pu apprécier, pendant plusieurs années, l'esprit de méthode ainsi que l'instruction générale et spéciale.

L'autre est un des plus zélés et dévoués officiers de complément, que j'ai toujours trouvé prêt à suivre les conférences et à participer aux exercices de l'Ecole d'instruction, toujours heureux d'accomplir une nouvelle période de service, si féconde en enseignement, dans un hôpital militaire de la région.

Leur ouvrage est particulièrement conscien-
cieux.

Il réunit dans un style clair et méthodique toutes les connaissances si complexes, nécessaires à
un officier d'administration du cadre auxiliaire
du service de santé, chargé en temps de guerre
de tant de devoirs délicats et compliqués.

Cet officier devra souvent, en effet, dès la mobilisation, remplir, sous l'autorité de son médecin-chef, les fonctions de commandant de détachement, de gestionnaire, de payeur, d'officier
d'approvisionnement ou de l'état civil.

Il aura, en outre, à assister le médecin militaire, dans tous les détails du service, à l'ambulance, au groupe de brancardiers, à l'hôpital
d'évacuation. Il l'accompagnera sur le champ de
bataille, pendant l'action même et sous le feu de
l'ennemi, pour relever les blessés et les transporter à l'ambulance, et avec lui il procédera, après
le combat, aux inhumations et à l'assainissement
du champ de bataille.

Il aura donc besoin, pour être le collaborateur
utile et dévoué de son médecin-chef, et son aide
indispensable, de faire preuve de connaissances
approfondies, non seulement de l'administration,
de la comptabilité et des règles de l'état civil,
mais aussi de l'hygiène et de la prophylaxie des
épidémies; il devra, enfin, posséder de véritables
qualités de commandement pour faire exécuter
les ordres et instructions du directeur du service

de santé et du médecin-chef et maintenir une stricte discipline chez les infirmiers et les blessés pendant leur séjour dans les formations sanitaires et les convois d'évacuation.

. Or, la préparation de ce rôle si difficile et si utile de l'officier d'administration du service de santé, qui est particulièrement honorable, parce qu'il se passe sur le champ de bataille même, et comporte par conséquent des risques de guerre, au même titre que n'importe quel combattant, ne peut pas, assurément, s'improviser.

Cette préparation nécessite de nombreuses répétitions qui se feront, sans doute, à l'occasion des cours d'instruction, des manœuvres et exercices spéciaux, des périodes de service dans les hôpitaux militaires, mais ces principes avaient absolument besoin d'être réunis et condensés dans un petit volume destiné à devenir le compagnon permanent et le livre de chevet de l'officier d'administration, dont il ne quittera la poche que pour être feuilleté à tous moments de sa vie en campagne.

Ce guide précieux n'est pas, d'ailleurs, dédié au seul officier d'administration des réserves; il sera aussi avantageusement consulté par les médecins, pharmaciens et officiers d'administration de l'armée active, de la réserve et de l'armée territoriale, ainsi que par les excellents et dévoués sous-officiers des sections d'infirmiers militaires.

Je suis donc très honoré et spécialement heureux de l'occasion qui m'est offerte de présenter, à mes camarades du service de santé militaire, l'ouvrage si méritant et si utile de mes subordonnés et amis, MM. les officiers d'administration Obellianne et Sognet.

Dr SCHNEIDER.

PREMIÈRE PARTIE.

Renseignements d'intérêt général.

La raison d'être de l'officier d'administration du cadre auxiliaire du service de santé découle des besoins de la *mobilisation*. Pour ce motif nous jugeons utile, avant d'aborder le sujet qui l'intéresse spécialement, de résumer, d'une façon brève, quelques renseignements d'intérêt général, qui trouveront leur application non seulement en campagne, mais même dès le temps de paix soit pour sa préparation à une guerre toujours possible, soit pour lui permettre de suivre avec fruit les exercices sur la carte et sur le terrain pratiqués dans les Ecoles d'instruction du service de santé.

I. — Mobilisation.

La mobilisation est le passage de *l'état de paix* à *l'état de guerre*.

La journée de mobilisation commence à zéro heure 1 minute pour finir à 23 heures 59 minutes.

Les populations sont averties de la déclaration de guerre par les affiches de mobilisation préparées dès le temps de paix et mises en dépôt dans toutes les brigades de gendarmerie du territoire national. Ces affiches indiquent que le premier jour de la mobilisation est le... (jour et date).

C'est à ce renseignement que doivent se référer les officiers de complément, pour obéir minutieusement à leur ordre de mobilisation. Tous les officiers de complément possèdent cet ordre *confidentiel;* il semble donc inutile de le décrire.

II. — **Tenue.**

Pour éviter l'affolement à la dernière heure, n'hésitons pas à tenir prête, dans notre cantine, notre tenue de campagne.

La tenue de campagne comporte :

a) Obligatoirement :

Un képi;

Une vareuse de campagne en drap bleu clair du modèle donné par la notice descriptive du 10 octobre 1915;

Un pantalon ou culotte en drap bleu clair avec jambières en cuir ou bandes molletières;

Un grand manteau à pèlerine en drap bleu clair du modèle donné par la notice du 10 octobre 1915;

Une paire de gants de couleur;

Une paire de bottes, bottines ou brodequins (avec éperons à la chevalière pour les officiers montés);

Une plaque d'identité;

Un paquet de pansement individuel, fourni gratuitement;

Un brassard de neutralité (1), fourni gratuitement par le service de santé militaire;

Un jour de vivres de réserve.

b) Facultativement :

Jumelle, porte-cartes et boussole, bonnet de police, sacoche ou havresac.

---

(1) Ce brassard n'est pas, comme on voudrait nous le reprocher, une protection contre le danger; dans l'arme à longue portée, le projectile est aveugle et frappe au hasard. La croix rouge n'est qu'un insigne de neutralité; en mettant celui qui la porte à l'abri de la captivité, elle lui permet d'accomplir, sans trêve, la mission de secours et de soulagement qui lui est confiée. Nous avons retrouvé, notamment à Gallipoli, où ils sont restés sous le bombardement de l'ennemi pendant six mois, des infirmiers pris à Morhange et relaxés après un séjour de dix mois en Allemagne.

III. — **Bagages.**

L'officier a droit à une caisse à bagages « dite cantine », qui peut être achetée dès le temps de paix dans le commerce.

Marquage de la caisse à bagages. — Le marquage des caisses à bagages peut être effectué dès le temps de paix. Les inscriptions seront faites en lettres et en chiffres blancs peints à l'huile, elles seront placées sur le panneau formant le devant de la caisse. La hauteur des caractères sera de 40 millimètres pour les grandes lettres et de 20 millimètres pour les petites.

NATURE DES INSCRIPTIONS.	EXEMPLE.
Indication du corps d'armée.	*20ᵉ corps d'armée.*
Indication de la formation..	*Ambulance nº 1.*
Indication du nom du détenteur.	*M. BERTRAND.*
Indication de l'emploi.......	*Officier d'adm. gestionnaire.*

Son poids (contenant et contenu) ne doit pas dépasser 30 kilogrammes; sous cette réserve, le chargement est facultatif.

IV. — **Armement.**

Epée modèle 1884. Revolver modèle 1892 et son étui contenant 18 cartouches ainsi qu'un tournevis. (Le revolver se porte la banderole en sautoir de l'épaule gauche à la hanche droite). Epée, insigne du commandement, revolver, porte respect vis-à-vis des détrousseurs des blessés et des morts, vautours humains du champ de bataille !

V. — **Ordonnances.**

Tous les officiers d'administration du service de santé ont droit à un soldat ordonnance.

Les ordonnances des officiers **montés** appartiennent au train des équipages, ceux des officiers **non montés,** au détachement d'infirmiers militaires de la formation.

Il est dû à l'ordonnance 5 francs par mois pour le service personnel de l'officier, 4 francs pour le cheval.

VI. — **Moyens de transport de l'officier mobilisé.**

L'officier emploiera les moyens les plus rapides pour se rendre au lieu de mobilisation qui lui est assigné par son ordre.

Tous les moyens de locomotion sont bons : voies ferrées, voitures publiques, **automobiles,** cheval, etc...

L'essentiel est de partir et surtout d'arriver à temps.

A défaut de voitures de la classe à laquelle il a droit (1re ou 2e classe), il devra monter dans une voiture disponible (3e classe ou même fourgon).

Il lui appartient d'ailleurs de s'informer, auprès des chefs de gare, des trains susceptibles de le conduire à destination en temps voulu.

Il a droit, en même temps qu'à son transport personnel, au transport gratuit de ses bagages jusqu'à concurrence de 30 kilogrammes.

VII. — **Frais de déplacement.**

Le titulaire d'un ordre de mobilisation est transporté gratuitement sur les voies ferrées des six grands réseaux (Est, Nord, Midi, Orléans, P.-L.-M., État). Il fera l'avance des autres frais de déplacement, tels que transport sur les voies ferrées des compagnies secondaires, transport sur route et frais d'hôtel, et s'en fera rembourser à son arrivée au lieu de mobilisation dans les conditions indiquées plus loin (2e partie, titre II).

VIII. — Fanions et lanternes.

Fanions. — Sans entrer dans le détail de tous les fanions de l'armée française, il est indispensable de parler des suivants :

Toutes les formations sanitaires arborent deux fanions :

Un fanion **tricolore,** aux couleurs nationales;

Un fanion **blanc,** bordé rouge avec la croix rouge au milieu. Toutefois, les formations sanitaires tombées au pouvoir de l'ennemi n'arboreront pas d'autre drapeau que celui de la Croix-Rouge, aussi longtemps qu'elles se trouveront dans cette situation (art. 21 de la Convention de Genève).

La nuit, les formations sanitaires sont signalées par une lanterne à verre rouge et une lanterne à verre blanc.

Les ambulances immobilisées momentanément pour le traitement des maladies contagieuses sont isolées et signalées par un fanion jaune.

Les *postes télégraphiques* arborent, *de jour*, un fanion *blanc*, bordé bleu clair avec la lettre T, de même teinte, au centre; *de nuit*, ils sont indiqués par une lanterne semblable au fanion.

Le service de la poste aux armées en campagne comporte : *de jour*, un fanion blanc, bordé *vert mousse*, avec un P de même teinte dans son milieu; *de nuit*, lanterne semblable au fanion.

IX. — Marches, cantonnement, bivouac.

a) **Marches.** — Les troupes, leurs trains de combat, les trains régimentaires, ·les parcs et les convois constituent les éléments de colonne. Les trains de combat fournissent notamment le matériel sanitaire nécessaire sur le champ de bataille.

Ce matériel comprend :

1° *Dans les corps de troupe*, les voitures médicales (infanterie et artillerie) et les petites voitures pour transport de blessés (cavalerie);

2° *Dans une division* d'infanterie, le groupe divisionnaire de brancardiers, une ou plusieurs ambulances et éventuellement une ou plusieurs sections d'hospitalisation (dans une division de cavalerie, le train de combat pourra ne comprendre qu'une partie de l'ambulance de la division);

3° *Dans un corps d'armée*, le groupe de brancardiers de corps, des ambulances et des sections d'hospital:sation, suivant les besoins.

La vitesse de marche d'une colonne de toutes armes, avec ses services, est celle de l'infanterie. Le départ d'une formation quelconque, destinée à être encadrée dans une colonne, ne doit jamais être retardé. Si l'officier qui commande le détachement n'est pas à sa tête au moment où celui-ci doit partir, l'officier du rang immédiatement inférieur le fait mettre en marche.

b) **Cantonnements et bivouacs.** — Les formations sanitaires, en station, sont cantonnées ou bivouaquées.

Dans les cantonnements, les hommes et les animaux sont à couvert dans des bâtiments ou sous des hangars. On se conforme, pour la préparation du cantonnement, aux dispositions du règlement sur le service des armées en campagne, dont un exemplaire se trouve dans la collection d'imprimés de toutes les formations sanitaires.

Dans les bivouacs, le personnel ne dispose que d'abris improvisés ou de tentes, et les animaux sont à la corde en plein air. La formation du bivouac doit dépendre essentiellement du terrain dont on dispose et en particulier des ressources qu'il offre pour abriter les hommes et les chevaux.

DEUXIÈME PARTIE.

Vue d'ensemble sur le Service de Santé en campagne.

Le service de santé en campagne a pour objet :

1° *La prévision des mesures d'hygiène appelées à prévenir la maladie;*

2° *Le traitement de la maladie.*

C'est ce double objet que nous nous proposons d'exposer brièvement dans notre première partie, sous deux titres bien distincts :

Titre Ier. **Prévenir la maladie.**

Titre II. **Soigner le malade.**

TITRE PREMIER.

PRÉVENIR LA MALADIE.

Étude des mesures d'hygiène et de prophylaxie.

« Mieux vaut prévenir que guérir », dit le proverbe. Le règlement du 26 avril 1910, sur le service de santé en campagne, ne pouvait que confirmer cet adage. Les mesures d'hygiène et de prophylaxie sont de toute époque, il était donc inutile de créer des règles spéciales à la mobilisation. Aussi le règlement s'est-il contenté de prévoir certaines dispositions susceptibles de faciliter l'application des mesures d'hygiène au cas de mobilisation.

C'est d'abord son souci constant d'appeler sur cette partie de leurs fonctions l'attention des médecins militaires et du service de santé :

« Le médecin de corps de troupe signale dans ses rapports tout ce qui intéresse l'hygiène et la santé du corps de troupe, renseigne le chef de corps sur toute cause pouvant compromettre la santé des troupes, lui soumet des propositions concernant les mesures d'hygiène et surveille l'exécution de ces dernières.

» **En station,** il visite les cantonnements occupés par la troupe et signale au chef de corps les défectuosités constatées au point de vue de la salubrité, s'assure que l'eau est potable, que les aliments, denrées et boissons débités sont de bonne qualité (art. 20).

» Les pharmaciens militaires participent aux vérifications inopinées des boissons et denrées débitées dans les camps et cantonnements » (art. 25).

Le nouveau règlement a, du reste, créé des emplois de pharmacien dans chaque ambulance et groupe de brancardiers :

« Les médecins-chefs des formations exercent un contrôle sévère sur les aliments et les boissons consommés dans la formation (art. 39). Le médecin qui marche avec le campement s'informe de l'état sanitaire de la localité, de la qualité des eaux et de la salubrité générale. Il indique au chef de corps les maisons abritant ou ayant abrité les malades atteints d'affections contagieuses, et demande que l'entrée de ces maisons soit interdite. Il fait consigner les fontaines et puits suspects (art. 48).

» Le directeur ou médecin divisionnaire propose au commandement toutes les mesures concernant l'hygiène et la prophylaxie (art. 12 et 16) et veille à leur prompte exécution (art. 19).

» Il visite fréquemment les cantonnements et les formations sanitaires afin d'y vérifier l'exécution des mesures d'hygiène ordonnées » (art. 12).

Le règlement sur le service de santé en campagne ne s'est, du reste, pas borné à donner des conseils, il a prévu des organes spécialement destinés à appliquer les mesures d'hygiène et de prophylaxie.

C'est ainsi qu'ont été prévus :

A. **Des commissions de salubrité.** — Dans les cantonnements ou bivouacs qui doivent être occupés pendant plusieurs jours consécutifs, il est institué une commission de salubrité, composée du major du cantonnement et du médecin le plus élevé en grade présent dans le cantonnement ou le bivouac.

B. **Des laboratoires de toxicologie.** — Chaque groupe de brancardiers comprend un laboratoire de toxicologie composé de techniciens spécialistes munis de tout le matériel nécessaire pour les travaux d'analyse et de purification des eaux de boisson.

C. **Des laboratoires de bactériologie et de chimie.** — Ces laboratoires (un par armée) sont constitués par :

1º Une section de bactériologie : 2 médecins, dont le médecin-chef;

2º Une section de chimie (un pharmacien-chimiste destiné à effectuer toutes les recherches concernant les eaux, les denrées alimentaires, les expertises médico-légales ou autres);

3º Une équipe sanitaire comprenant 1 médecin auxiliaire et 24 infirmiers, dont 1 sergent et 1 garçon de laboratoire.

Cette équipe sanitaire est chargée d'exécuter, d'après les instructions du médecin de l'armée et sur les ordres du médecin-chef du laboratoire, toutes les opérations d'assainissement jugées utiles pour la préservation de la santé des troupes et des populations civiles environnantes.

D. **Des établissements destinés au traitement des contagieux.** — On ne traite dans les infirmeries régimentaires et dans les formations sanitaires que les blessés ou les malades non contagieux. Il est installé, en dehors des grandes lignes de communication, des hôpitaux (hôpitaux du territoire ou ambulances temporairement immobilisées) destinés à l'isolement et au traitement des maladies contagieuses et auxquels sont annexés, s'il y a lieu, des dépôts de convalescents et d'éclopés. « Lorsqu'un de ces établissements est fermé, son personnel fait l'objet de mesures sanitaires particulières. Son matériel est toujours désinfecté. La paille, les abris légers, et au besoin la literie et les effets sont détruits par le feu. Ces prescriptions ne doivent être éludées sous aucun prétexte. Le médecin-chef est responsable de leur exécution immédiate » (art. 88).

TITRE II.

TRAITEMENT DU MALADE.

Les sages prévisions, les précautions minutieuses prises par le service de santé ne supprimeront pas les néfastes conséquences de la guerre et il n'est pas douteux que, dès l'ouverture des hostilités, de nombreux malades et blessés ne viennent encombrer les rangs des éléments de combat.

C'est ici que se fait sentir le rôle principal du service de santé. Se ramifiant presque à l'infini, il est sur la ligne du feu pour relever le blessé, il est dans les rangs de la troupe pour recueillir le malade qui tombe, il est aux armées pour traiter, guérir et rendre aux troupes combattantes, l'homme momentanément indisponible, il est à l'intérieur pour disputer à la mort l'homme dont l'état de santé a nécessité l'évacuation sur les hôpitaux du territoire national.

Nous aurons résumé ce deuxième rôle du service de santé quand nous aurons dit qu'il assure le traitement des malades :

a) Aux armées, par ses services de l'avant et de l'arrière;

b) A l'intérieur, par ses hôpitaux du territoire.

CHAPITRE PREMIER.

SERVICE DE SANTÉ DANS LA ZONE DES ARMÉES.

Aux armées, le service de santé est réparti en service de l'avant et en service de l'arrière ou des étapes. Le service de l'avant comprend le service régimentaire et les organes de corps d'armée; le service de l'arrière comprend les organes d'armée.

a) **Service régimentaire.** — Il comprend les médecins des corps de troupes, les infirmiers et les brancardiers régimentaires.

b) **Organes de corps d'armée.** — Le nombre en est fixé :

Par division d'infanterie entrant dans la composition du corps d'armée, à :

4 ambulances;
3 sections d'hospitalisation;
1 groupe divisionnaire de brancardiers;
1 section sanitaire automobile.

Par division de cavalerie, à :

1 ambulance de cavalerie.

Par corps d'armée, à :

1 groupe de brancardiers de corps;
1 gestion de groupe de sections d'hospitalisation de
C. A.

c) **Organes d'armée.** — Le nombre en est fixé, par corps d'armée entrant dans la composition d'une armée, à :

8 ambulances;
6 sections d'hospitalisation;
1 gestion de groupe de sections d'hospitalisation d'ar-
    mée;
1 hôpital d'évacuation;
4 trains sanitaires improvisés.

Chaque armée comprend en outre :

Une réserve de matériel sanitaire d'armée $\Big\}$ par C. A;
Une réserve de personnel sanitaire d'armée
Des infirmeries de gare, de gîte d'étapes et de port;
Des dépôts de convalescents et d'éclopés;
Des sections sanitaires automobiles;
Une station-magasin.

Zone de l'intérieur. — A l'intérieur, le service de santé continue à fonctionner comme en temps de paix, sous la direction régionale d'un médecin inspecteur ou principal, directeur du service de santé de la région de corps d'armée.

ARTICLE Ier.

Service régimentaire.

But. — Le service de santé régimentaire a pour mission :

De mettre les blessés à l'abri du feu de l'ennemi;

De constituer des places de pansement de première urgence, dites *refuges pour blessés*, où les plaies seront pansées avec le paquet individuel de pansement et le contenu des musettes de brancardiers, les fractures immobilisées avec des moyens de fortune;

De transporter les blessés des *refuges pour blessés* aux *postes de secours*, où l'action chirurgicale est un peu plus développée, mais reste limitée aux pansements de plaies, aux secours immédiats, à l'application d'appareils simples et provisoires pour les fractures.

Moyens d'action. — Pour accomplir cette mission, le service de santé *régimentaire* dispose du personnel de santé et du matériel sanitaire des corps de troupe dont l'ensemble, pour un corps d'armée, donne les chiffres approximatifs suivants :

Médecins.	100
Infirmiers.	200
Brancardiers.	650
Voitures médicales.	40
Brancards.	310
Pansements.	27.000

ARTICLE 2.

Organes de corps d'armée.

But. — Les organes sanitaires du corps d'armée ont pour rôle de compléter l'action du service régimentaire; de préparer l'évacuation des malades et des blessés; d'assurer l'hospitalisation temporaire sur place à proximité du champ de bataille.

Moyens d'action. — Ces organes comprennent des ambulances (8), des groupes de brancardiers (3), des sections d'hospitalisation (6).

I. — Composition de l'ambulance.

L'ambulance comprend :

Personnel : 59.. | 8 officiers, dont

- 1 médecin-major, médecin-chef, monté;
- 4 médecins aides-majors, dont 1 de l'active, monté;
- 1 pharmacien;
- 2 officiers d'administration dont 1 officier d'approvisionnement, monté.

Personnel (*suite*).
- 38 infirmiers. . . .
  - 2 sous-officiers;
  - 4 caporaux;
  - 32 infirmiers.
- 13 soldats du train.
  - 1 maréchal des logis;
  - 1 brigadier;
  - 8 conducteurs;
  - 3 ordonnances.

Chevaux : 19. . . .
- 3 chevaux de selle (pour le médecin-chef, 1 aide-major de l'active, l'officier d'approvisionnement);
- 2 chevaux de selle pour le sous-officier et le brigadier du train;
- 14 chevaux de trait (dont 2 haut-le-pied).

Voitures : 6. . . . .
- 4 fourgons du service de santé, attelés à 2 chevaux.
- 1 fourgon à vivres et à bagages;
- 1 voiture de transport du personnel.

CAPACITÉ DE TRAITEMENT.

Pansements : 2.148.

Abris : 2 tentes tortoises pouvant recevoir chacune 30 blessés.

L'ambulance continue à fonctionner jusqu'à ce qu'elle ait évacué tous ses blessés transportables, soit sur l'arrière, soit sur une ambulance voisine immobilisée.

II. — Section d'hospitalisation.

COMPOSITION.

La section d'hospitalisation comprend :

Personnel : 8. . .
- 4 infirmiers. . . .
  - 1 caporal;
  - 3 infirmiers.
- 4 hommes du train.
  - 1 brigadier;
  - 3 conducteurs.

Chevaux : 7. . . . .
- 1 cheval de selle pour le brigadier;
- 6 chevaux de trait.

Voitures : 3. . . . .
- 3 fourgons du service de santé attelés à 2 chevaux.

CAPACITÉ DE TRAITEMENT.

Pansements : 466.

Moyens de couchage de l'ambulance et de la section d'hospitalisation accolées :

	AMBULANCE.	SECTION d'hospitalisation.	TOTAL.	
Paillasses....	»	100	100	Soit :
Draps de lit..	40	160	200	100 fournitures complètes.
Sacs à paille..	»	100	100	
Couvertures..	20	80	100	

La section d'hospitalisation n'est jamais un organe de remplacement, elle n'est même pas un organe de renforcement, mais un « organe de complément » qui, accolé à l'ambulance, en change la destination primitive. L'ambulance cesse de se mouvoir (*ambulare*) et, « s'immobilisant », forme avec la section d'hospitalisation un hôpital de campagne (sans en prendre le nom). Toutes les ambulances étant du même type, l'ambulance immobilisée peut être, en cas de besoin, immédiatement remplacée par une autre ambulance. Ainsi se trouve réalisé le vœu de Schindler :

« Toute formation sanitaire entrée en fonctions sur le champ de bataille serait immobilisée jusqu'à évacuation de ses derniers blessés, mais elle serait immédiatement remplacée auprès des troupes qui marchent, par une semblable formation de seconde ligne. » (Schindler.)

III. — Groupes de brancardiers.

En principe, les groupes de brancardiers doivent assurer l'évacuation des blessés sur les ambulances et les autres formations sanitaires. *Ce sont des organes de transport.* Il en existe deux catégories :

Groupe divisionnaire de brancardiers;
Groupe de brancardiers de corps.

Groupe divisionnaire de brancardiers.

COMPOSITION.

Les deux sections réunies du groupe divisionnaire de brancardiers comprennent :

Personnel : 222.

6 officiers, dont
- 1 médecin-major médecin-chef;
- 1 médecin aide-major;
- 2 officiers d'administration;
- 1 officier du train;
- 1 aumônier catholique.

172 infirmiers...
- 4 médecins auxiliaires;
- 4 pharmaciens auxiliaires;
- 8 sous-officiers;
- 16 caporaux;
- 140 infirmiers.

44 hommes du train.
- 4 sous-officiers;
- 4 brigadiers;
- 36 soldats.

Chevaux : 53....
- 4 chevaux de selle d'officier;
- 9 chevaux de selle de troupe (4 sous-officiers), 4 brigadiers, 1 maréchal-ferrant);
- 40 chevaux de trait (dont 2 haut-le-pied).

Voitures : 23....

{
2 voitures médi-
cales;
8 petites voitures
pour blessés.
} soit 10 voitures à 1 cheval.

5 grandes voitu-
res pour bles-
sés;
2 fourgons du
service de san-
té;
2 fourgons à vi-
vres;
1 cuisine roulan-
te.
} soit 10 voitures à 2 chevaux.

2 chariots de
parc.
} 2 à 3 chevaux.

1 fourgon-forge. | à 4 chevaux.

RENDEMENT.

Les moyens de transport permettent d'enlever :

	98 blessés dont	32 assis et	66 couchés.
ou 116	—	62	—	54	—
ou 134	—	92	—	42	—

mais le nombre de brancards (106), augmenté des ca-
colets (32), permettrait à la rigueur de transporter simultanément : 138 malades ou blessés.

Pansements : 7.344 (pour les deux sections réunies).

Les groupes de brancardiers opèrent généralement
par section, chaque section se mouvant dans un sec-
teur déterminé. Le chef de section conduit ses hommes sur le terrain qui lui a été affecté pour procéder
à la recherche et au chargement des blessés sur les
brancards et les brouettes porte-brancard.

Le groupe divisionnaire de brancardiers entre en
action sur l'ordre du médecin divisionnaire.

Groupe de brancardiers de corps.

Le groupe de brancardiers de corps comprend également 2 sections.

Le groupe de brancardiers de corps n'entre en action que sur l'ordre et les indications du directeur du C. A. qui le répartit au mieux des intérêts du service et peut même le fractionner.

COMPOSITION.

Personnel : 318.

11 officiers :
- 1 médecin-major de 1re classe, médecin-chef ;
- 1 médecin-major de 2e classe, bactériologiste ;
- 2 pharmaciens ;
- 2 officiers d'administration ;
- 4 ministres des cultes, dont 2 catholiques, 1 protestant, 1 israélite ;
- 1 officier du train.

170 infirmiers :
- 2 médecins auxiliaires ;
- 1 pharmacien auxiliaire ;
- 8 sous-officiers ;
- 14 caporaux ;
- 145 infirmiers.

40 hommes du train :
- 3 sous-officiers ;
- 2 brigadiers ;
- 35 hommes du train.

Chevaux ou mulets : 31.
- 7 chevaux de selle d'officiers ;
- 5 chevaux de selle de troupe (pour 3 sous-officiers et 2 brigadiers) ;
- 19 chevaux de trait (dont 2 haut-le-pied).

8 voitures hippo-mobiles.
- 1 petite voiture pour blessés;
- 2 fourgons du service de santé;
- 2 fourgons à vivres;
- 1 fourgon à bagages;
- 1 cuisine roulante;
- 1 fourgon-forge.

6 automobiles.
- 2 camions pour brouettes porte-brancard;
- 2 camionnettes pour le ravitaillement du C. A. en pansements;
- 1 camionnette pour laboratoires;
- 1 voiture transport du personnel.

Ambulance chirurgicale automobile.

Il a été créé, depuis le début des hostilités, des ambulances spécialisées pour la chirurgie d'urgence, à moyens de transport rapides.

Les ambulances chirurgicales automobiles (I par C. A.), comprennent :

Personnel : 42.

11 officiers dont :
- 1 médecin-major, chirurgien-chef;
- 3 aides-majors, chirurgiens;
- 4 médecins aides-majors;
- 1 radiologue;
- 1 pharmacien;
- 1 officier d'administration gestionnaire.

25 infirmiers.
- 1 sergent infirmier-major;
- 10 infirmiers étudiants en médecine;
- 3 caporaux;
- 11 infirmiers.

6 conducteurs d'automobile.

Voitures automobiles : 6.
- 3 camions (A B C);
- 2 camionnettes;
- 1 voiture transport personnel.

Gestion du groupe des sections d'hospitalisation de C. A.

La gestion du groupe des sections d'hospitalisation non affectées aux ambulances du corps d'armée est assurée par un sous-officier non monté, gestionnaire chef de groupe.

POUR MÉMOIRE.

Service de santé dans les divisions de cavalerie.

Aux termes de la loi du 31 mars 1913, un régiment de cavalerie, qui prend le nom de « Régiment de cavalerie de corps », est attribué à chaque corps d'armée.

Tous les autres régiments de cavalerie sont endivisionnés et forment 8 divisions (décret du 4 juin 1913), dont chacune est dotée d'une ambulance (de type spécial). Le médecin-chef de l'ambulance assure en même temps les fonctions de directeur du service de santé de la division de cavalerie.

Ambulance de cavalerie.

COMPOSITION.

5 officiers. . . .	1 médecin-major de 1re classe (active) (2 chevaux); 1 médecin aide-major (active) (1 cheval); 1 médecin aide-major de réserve (1 cheval); 1 officier d'administration (1 cheval); 1 aumônier catholique.
23 hommes. . . .	1 pharmacien auxiliaire; 1 dentiste militaire; 8 infirmiers (dont 1 caporal); 4 ordonnances du train; 9 hommes du train (dont 1 brigadier).

16 chevaux. . . . { 5 chevaux de selle d'officiers;
1 cheval de selle de troupe;
10 chevaux de trait.

11 voitures. . . . { 2 fourgons du service de santé à 2 chevaux;
6 petites voitures pour blessés à 1 cheval;
3 voitures ambulances automobiles.

MATÉRIEL.

20 brancards (dont 12 appartenant aux voitures pour blessés);
1 support-brancard;
1 tonnelet de 30 litres;
10 couvertures, etc.

RENSEIGNEMENTS DIVERS.

Capacité de traitement : 536 pansements.
Capacité de transport : 12 blessés couchés.

ARTICLE 3.

Organes d'armée.

But. — Les organes sanitaires d'armée ont pour objet :

L'évacuation *incessante* des malades et blessés vers l'intérieur, le traitement des malades et blessés légèrement atteints et pouvant rejoindre incessamment leurs corps et le traitement sur place des militaires inévacuables.

Ils pourvoient au ravitaillement en personnel et en matériel des formations de l'avant et assurent, en principe, les opérations nécessaires après une bataille (inhumations, assainissement du champ de bataille).

Moyens d'exécution. — Ces organes comprennent :

Des ambulances et des sections d'hospitalisation;
Des hôpitaux d'évacuation;
Des convois sanitaires;
Des infirmeries (de gare, d'étapes et de port);
Des dépôts de convalescents et d'éclopés;
Des réserves de personnel sanitaire d'armée;
Des réserves de matériel sanitaire d'armée;
Des stations-magasins.

1. Ambulances et sections d'hospitalisation d'armée.

Ces formations ont une composition identique à celle des organes de même nom du corps d'armée.

2. Réserve de matériel sanitaire d'armée et gestion du groupe des sections d'hospitalisation d'armée non affectées.

Indépendamment des sections d'hospitalisation d'armée dont le nombre est sujet à variation et qui, au début de la mobilisation, est de 6 sections par corps d'armée entrant dans la composition d'une armée, la gestion comporte :

A) Personnel. . .
- 1 officier d'administration gestionnaire, chef du groupe;
- 1 sous-officier;
- 1 caporal;
- 2 infirmiers.

B) Matériel (constituant la réserve de matériel sanitaire d'armée).

4 sacs d'ambulance......	40	pansements.
2 sacoches d'ambulance..	12	—
50 musettes à pansements.	1.000	—
76 paniers divers.........	3.560	—
2 caisses diverses.		
9 ballots divers.		
TOTAL.....	4.612	pansements.

**3. L'hôpital d'évacuation se subdivise en 2 sections
et compte (les deux sections réunies) :**

PERSONNEL.

Au total :

12 médecins.
6 pharmaciens.
6 offic. d'administration.
4 médecins auxiliaires.
223 infirmiers.
2 hommes du train.
2 chevaux.

a) personnel de l'hôpital d'évacuation.

1 médecin principal (active), 1 cheval;
1 médecin-major (A. T.), 1 cheval;
6 médecins aides-majors (A. T.);
2 pharmaciens (1 A., 1 A. T.), non montés;
2 officiers d'administration (1 A., 1 A. T.), non montés;
2 ordonnances du train;
52 infirmiers (dont 4 sous-officiers, 8 caporaux).

b) personnel des 4 trains sanitaires improvisés.

4 médecins;
4 officiers d'administration;
4 pharmaciens;
4 médecins auxiliaires;
176 infirmiers (dont 8 sous-officiers, 12 caporaux).

MATÉRIEL.

1° Matériel technique et administratif de 2 ambulances et 2 sections d'hospitalisation :

2 approvisionnements d'ambulance. 4.296
2 approvisionnements de section d'hospitalisation. 932

} 5.228 pansements.

L'exécution.

3

100 appareils de suspension pour aménagement de voitures auxiliaires;
2 appareils à désinfection par pulvérisation;
2 caisses de cartouches « Fumigator »;
100 brancards.

2° 4 approvisionnements de train sanitaire improvisé, soit en particulier......
{ 600 pansements.
1.600 brancards.
1.800 couvertures.
528 appareils de suspension.

Il est à remarquer que l'hôpital d'évacuation *n'a aucune voiture;* le matériel est transporté par chemin de fer ou par voiture du service général ou de réquisition.

A l'hôpital d'évacuation sont rattachés, au point de vue administratif, le personnel et le matériel nécessaires au service des *trains sanitaires improvisés* dont nous parlons sous la rubrique *Convois d'évacuation.*

Convois d'évacuation.

Les malades et blessés incapables de reprendre leur place dans le rang sont acheminés sur les hôpitaux du territoire national; pour l'exécution de cette partie du service, on a prévu les *convois d'évacuation* qui se feront : 1° par chemin de fer, 2° par route, 3° par eau.

I. Les **transports par chemin de fer** s'exécutent au moyen : *a)* de trains sanitaires permanents, *b)* de trains sanitaires improvisés, *c)* de trains ordinaires.

a) Les trains *sanitaires permanents* sont au nombre de 5, formés dès la mobilisation par les compagnies de chemins de fer : 2 par le P.-L.-M., 2 par l'Orléans. *1* par l'Etat. Ce sont de vrais hôpitaux roulants. Ils peuvent transporter : 256 malades (P.-L.-M.) ou 128 malades (autres types). C'est la France qui possède le moins de trains sanitaires permanents. L'Autriche, l'Allemagne, la Russie en ont respectivement *33, 40* et *32.*

Personnel de train permanent :

Officiers : 4 . . . . { 1 médecin-major;
1 médecin aide-major;
1 pharmacien aide-major;
1 officier d'administration.

Infirmiers : 28 . . . . { 2 sous-officiers;
3 caporaux;
23 infirmiers.

b) Les *trains semi-permanents* qui comprennent normalement 200 assis et 200 couchés;

c) Les *trains sanitaires improvisés* s'organisent près des gares régulatrices et des hôpitaux d'évacuation qui les aménagent. Les wagons sont des wagons à marchandises couverts, choisis de préférence parmi ceux qui possèdent des moyens d'aération et dépourvus de freins. Leur aménagement est obtenu par les appareils de suspension Bréchot-Desprez-Ameline.

Chaque train comporte 40 wagons, contenant 396 blessés couchés et 4 blessés *assis*. (33 wagons pour blessés, 1 wagon de 1re classe pour le personnel, 4 wagons à bagages, 2 fourgons.)

COMPOSITION.

a) Personnel : 48 { 2 officiers . . . . . { 1 médecin;
1 pharmacien.
1 pharmacien auxiliaire.
Infirmiers : 30 . . { 2 sergents;
4 caporaux;
24 infirmiers.

b) Matériel . . . . { Appareils de suspension 132
Brancards 400
Couvertures 450
Paniers à pansement 2

Si nous possédons peu de trains sanitaires permanents, nous pouvons cependant transporter simultanément 40.000 blessés au moyen de trains sanitaires improvisés.

d) Les *trains ordinaires*, destinés à transporter des blessés assis, sont composés de voitures *à voyageurs.* Ce transport par les trains ordinaires est surtout employé pour les évacuations, sur les dépôts de convalescents, de blessés légèrement atteints.

II. **Transport d'évacuation par route :**

Ce genre d'évacuation ne sera généralement qu'un genre intermédiaire destiné à relier les formations sanitaires évacuatrices à la voie ferrée.

Les moyens employés sont :

1° Les voitures pour blessés en service dans les formations sanitaires : la grande voiture à 4 roues, pouvant transporter 10 malades assis ou 4 couchés, ou 5 assis et 2 couchés; la petite voiture à 2 roues, pouvant contenir 2 malades couchés et 4 assis (en ajoutant des banquettes de fortune);

2° Les voitures de réquisition aménagées (voitures hippomobiles ou automobiles);

3° Les sections sanitaires automobiles (organes de division, de C. A. ou d'armée), comprenant 20 voitures susceptibles de transporter 120 malades, dont 80 assis et 40 couchés.

III. **Transports par eau :**

En cas d'encombrement ou de mise hors de service des voies ferrées, ou en tout autre état de cause, le service de santé a prévu le transport de ses malades par eau.

Le type des bateaux à employer au transport des blessés varie avec la voie navigable; les types les plus usités sont la *flûte* et la *péniche.*

Les bateaux recevront comme moyens de couchage, autant que possible des appareils de suspension de brancards à trois étages, modèle 1891, et, à défaut, des couchettes en fer ou des lits en bois improvisés ou des brancards.

En l'absence de tout moyen, on garnira le fond du bateau d'une épaisse couche de paille. Avec les appareils de suspension, un bateau transporte 100 blessés et 30 seulement dans l'autre cas.

Sur mer. — Le transport des malades et blessés se fait par navires transformés en hôpitaux. Pour en permettre la distinction avec les autres transports, les navires-hôpitaux sont peints en blanc, et portent, au-dessus de la ligne de flottaison, une large bande verte. La même bande verte apparaît, de nuit, par un dispositif spécial d'éclairage. Nos principaux navires-hôpitaux sont : la *Bretagne*, le *Duguay-Trouin*, le *Bien-Hoa*, le *Charles-Roux*, etc.

Les transports à petite distance sont assurés par des paquebots de plus petit tonnage, neutralisés, tels que le *Saint-François-d'Assise*, le *Bon-Voyage*, l'*Ariadne*.

Infirmeries de gares, de gîtes d'étapes ou de ports.

Sur le parcours qu'auront à effectuer les convois d'évacuation, destinées à réconforter ou à traiter les malades convoyés, des infirmeries ont été prévues, qui, suivant le cas, porteront le nom d'*infirmeries de gare, de gîtes d'étapes ou de port*.

Infirmeries de gare.

Etablies sur le parcours des lignes d'évacuation par voie ferrée, les infirmeries de gare fournissent la *nourriture*, les *soins*, les *médicaments*, aux blessés de passage, *recueillent au besoin* ceux qui ne peuvent pas continuer leur route et en assurent le transport dans un hôpital voisin.

Desservies par la *Société française de secours aux blessés militaires*, elles relèvent du commissaire militaire (ou commandant) de gare, au point de vue de la discipline, et du *médecin de l'armée*, pour tout ce qui concerne l'exécution du service de santé.

Les distributions de vivres (préparées à tout moment à l'infirmerie de gare) peuvent être faites, *dans les voitures mêmes*, à tous les malades qui ne peuvent se déplacer.

Chacune des infirmeries de gare comprend :

PERSONNEL.

2 médecins (dégagés du service militaire);
1 administrateur;
1 administrateur-adjoint;
3 dames de la Société de secours;
1 sous-officier;
2 caporaux;
12 hommes du service auxiliaire.

MATÉRIEL POUR LES DISTRIBUTIONS DANS LES WAGONS.

33 manettes (chacune pour aliments de 13 hommes par wagon : 12 blessés, 1 infirmier);
33 brocs en fer de 3 litres (chacun pour 13 rations de vin au moins).

Emplacements et locaux.

Installée dans des bâtiments de la gare ou à défaut sous tentes ou baraques, l'infirmerie doit comprendre comme locaux :

1° Cabinet du médecin;
2° Salle pour malades ou blessés grièvement atteints : 5 lits;
3° *Cuisine-tisanerie;*
4° Casernement pour les infirmiers;
5° Local pour les décédés;
6° Salle d'attente pour les malades;
7° Réfectoire;
8° Bureau pour l'administrateur.

Mannettes et *bidons* sont *garnis* à l'avance pour l'heure d'arrivée du train en nombre suffisant (*indiqué par télégramme*) pour blessés ne pouvant se lever pour manger au réfectoire, et disposés de distance en distance sur le quai : la distribution est faite dans chaque wagon par l'infirmier, — qui renouvelle ensuite la provision d'eau potable du wagon.

Voir (1) : Règlement sur les transports stratégiques, art. 67; Instruction du 31 octobre 1911 (*B. O.*); Règlement sur le service en campagne (p. 155); Décret du 26 avril 1910 (vol. 82, p. 8 et 60).

---

(1) Voir également l'*Instruction sur le fonctionnement des infirmeries de gare*, rédigée par le conseil supérieur de la Société de secours (1914).

Infirmeries de gîtes d'étapes ou de port.

Ces infirmeries remplissent, sur le parcours des convois par routes ou par eau, le même rôle que les infirmeries de gare sur le parcours des trains de chemin de fer.

COMPOSITION.

a) Le personnel est prélevé sur la réserve de personnel sanitaire d'armée. Il comprend :

1 médecin aide-major;
1 caporal;
4 infirmiers.

b) L'approvisionnement pour infirmerie de gîte d'étapes ou de port comprend 2 paniers (120 pansements) et 5 brancards. Il constitue une unité distincte qui est généralement entreposée à la station-magasin.

Dépôts de convalescents et d'éclopés.

La création de dépôts de convalescents et d'éclopés a pour but d'éviter l'évacuation à grande distance, ou le maintien dans les formations sanitaires ou les hôpitaux, des militaires capables de reprendre leur service après quelques jours de repos et de traitement.

COMPOSITION.

a) Personnel. . . { 1 médecin aide-major; 1 caporal et 4 infirmiers prélevés sur la réserve du personnel sanitaire d'armée.

b) Matériel. . . . . { 4 paniers divers : pansements..... 306 ; 300 pansements individuels. . . . . 300 ; Couchage fourni par la réquisition.

Réserve de personnel sanitaire d'armée.

Destinée à combler les vides survenus dans les cadres et effectifs du service de santé et à assurer le service des organes sanitaires d'étapes, cette réserve comprend :

5 médecins;
2 pharmaciens;
3 officiers d'administration;
4 médecins auxiliaires;
4 sous-officiers \
8 caporaux } infirmiers.
74 soldats /

Station-magasin.

A chaque station-magasin se trouve un dépôt de matériel sanitaire et une réserve de médicaments, gérés respectivement par un officier d'administration gestionnaire et par un pharmacien gestionnaire.

La station-magasin relève du commissaire militaire pour l'exécution de toutes les mesures destinées à satisfaire aux besoins de l'armée. Cette autorité reçoit toutes les commandes d'expédition et les transmet à la station-magasin en indiquant les heures de chargement des wagons ou des bateaux.

Pour les relations de service entre la station-magasin et le commissaire militaire, le représentant de cette formation sera l'officier le plus élevé en grade ou le plus ancien dans le grade (qu'il soit officier d'administration ou pharmacien). Cette mesure n'entraîne dans aucun cas la subordination des officiers d'administration aux pharmaciens, ni celle de ces derniers aux officiers d'administration.

L'officier d'administration assure, dans tous les cas, l'administration et le commandement du détachement d'infirmiers. (C. M., 3 mars 1915.)

Pour recompléter leurs approvisionnements, les

officiers d'administration et les pharmaciens gestionnaires s'adressent au ministre qui fait expédier le matériel et les médicaments par les *réserves générales du matériel de santé et de pharmacie*.

Dans les dépôts de matériel du service de santé, un emplacement spécial est toujours réservé pour les dons provenant des particuliers, des Sociétés d'assistance et pour les objets provenant des prises sur l'ennemi.

Coordination des organes du service de santé de la zone des armées.

Attributions des directeurs, médecins-divisionnaires et médecins-chefs.

1° Médecin d'armée. — Sous l'autorité du directeur des étapes et des services, *un médecin d'armée* dirige, dans une armée, le service de santé de l'avant et le service de santé de l'arrière. Sa direction embrasse l'ensemble du service de santé et se manifeste :

a) Par des ordres généraux concernant l'hygiène et la prophylaxie;

b) Par des ordres particuliers qui, inspirés des opérations ordonnées ou projetées par le commandement, devront permettre aux divers organes du service de concourir à ces opérations;

c) Par des mesures qui, nées des situations, réglementent les évacuations des malades, le remplacement du personnel disparu, le réapprovisionnement du matériel, les organisations du champ de bataille et la constitution du service hospitalier de l'arrière.

Il a sous ses ordres, pour la direction du service de santé de l'avant, un directeur du service de santé par corps d'armée; il est secondé dans la direction du service de santé de l'arrière par deux médecins, dont l'un prend le titre de chef du service de santé des étapes.

2° Directeur du service de santé du corps d'armée. — Sa tâche consiste essentiellement à assurer le fonctionnement *régulier* du service de santé de l'avant. Cette tâche est, du reste, précisée par le règlement, suivant les circonstances.

1° *Durant les périodes de marche*, il propose :

L'affectation d'ambulances, et, s'il y a lieu, de sections d'hospitalisation, aux divisions;

La place, dans les colonnes, des formations sanitaires non rattachées aux divisions;

Les cantonnements à affecter aux divers groupes des formations sanitaires.

2° *Lorsqu'une rencontre est imminente*, sa place est auprès du commandant de corps d'armée, auquel il fait des propositions sur les directions à donner aux formations sanitaires relevant directement de son autorité.

2° *Au début du combat*, il propose la fixation d'un ou de plusieurs points de rassemblement pour les blessés légers, fixe les éléments sanitaires qui devront y fonctionner et fait connaître ces points aux médecins divisionnaires.

4° *Au combat*, il se tient au courant de l'intensité de l'action sur les différentes parties du champ de bataille où combat le corps d'armée. Pour éviter l'accumulation des blessés dans les ambulances en fonctionnement, il en met de nouvelles à la disposition des médecins divisionnaires. Il dirige lui-même, ou met à la disposition des médecins divisionnaires, le groupe de brancardiers de corps.

5° *Après le combat*, il prend toutes les mesures qui sont de nature à activer l'évacuation des blessés et fait désigner par les médecins divisionnaires, les ambulances qu'il est nécessaire d'immobiliser pour le traitement des inévacuables. En cas de mouvement en avant, il demande le remplacement de ces formations par les formations similaires organes d'armée.

Médecin divisionnaire. — Sa tâche consiste essentiellement à assurer le fonctionnement du service de santé dans les corps de troupe et les formations sanitaires de la division. Il trace leur rôle aux ambulances affectées à la division par le directeur du service de santé du corps d'armée. Sur ses indications, ces ambulances stationnent, s'installent ou s'immobilisent. Il préside à l'organisation des ambulances immobilisées et affecte à chacune d'elles une section d'hospitalisation. Il dispose *entièrement* du groupe divisionnaire de brancardiers et demande, s'il le juge nécessaire, le concours du groupe de brancardiers de corps. Il est le conseiller technique de ses subordonnés dans le traitement des malades et blessés.

Médecin-chef de formation sanitaire. — Son rôle consiste essentiellement à assurer le traitement des malades et blessés qui lui sont confiés. Son autorité dans la formation est absolue. Il y assigne à chacun sa tâche, il veille au complètement constant des approvisionnements et rend compte à son supérieur technique de tout ce qui intéresse l'unité.

CHAPITRE II.

ZONE DE L'INTÉRIEUR.

Le ministre de la guerre délimite la zone du territoire qui reste sous son autorité directe : cette zone est dite « zone de l'intérieur ».

Dans la zone de l'intérieur, le service de santé continue à fonctionner, comme en temps de paix, sous la direction d'un médecin, directeur du service de santé, par région. Les régions délimitées dès le temps de paix sont au nombre de 21 (1 à 18, 20 et 21 dans la métropole, l'Algérie constituant la 19e région).

Direction du service de santé régionale. — Au chef-lieu de chaque région fonctionne, auprès du général commandant la région territoriale, une direction du service de santé :

Les cadres de cette direction n'ont pas été fixés, mais on peut admettre qu'elle comprend généralement :

Un médecin inspecteur ou principal, directeur;

Un sous-directeur suppléant le directeur;

Un directeur adjoint, chargé d'inspecter les hôpitaux de la région;

Un médecin-major ou aide-major;

Un pharmacien adjoint au directeur;

Un officier d'administration inspecteur administratif des hôpitaux de la région;

Un officier d'administration;

Un certain nombre de commis et de dames auxiliaires.

Le rôle essentiel du directeur du service de santé régional est de développer, jusqu'à l'extrême, les moyens d'hospitalisation de sa région pour être toujours prêt à recevoir les convois incessants de blessés et de malades poussés par le service de santé de l'arrière, jusque sur le territoire national.

Moyens d'hospitalisation. — Ce serait d'ailleurs une erreur de croire que l'extension des moyens d'hospitalisation, dont nous venons de parler, est laissée à la seule initiative, le cas échéant, c'est-à-dire à la mobilisation, du directeur du service de santé régional. La préparation d'hôpitaux temporaires est, au contraire, l'une des continuelles préoccupations des directeurs du service de santé du temps de paix, et la principale raison d'être des *Sociétés d'assistance*. Bien entendu, il ne saurait être question d'édifier des bâtiments nouveaux; on transformerait seulement en *hôpitaux temporaires* les établissements publics ou privés qui s'y prêteraient le mieux, tels que lycées, collèges, pensionnats, asiles, hôtels meublés, etc.

Cette transformation serait assurée, partie par le service de santé militaire dont les hôpitaux porteraient le nom d'*hôpitaux complémentaires*, partie par les Sociétés d'assistance dont les hôpitaux seraient appelés *hôpitaux auxiliaires*.

TROISIÈME PARTIE.

Administration d'une formation sanitaire.

On appelle *formation sanitaire* un organe ayant sa vie propre et fonctionnant à la mobilisation, sous l'autorité immédiate et technique des chefs du service de santé. Les ambulances, les groupes de biancardiers, les trains sanitaires, les navires-hôpitaux, etc..., sont des *formations sanitaires*.

L'officier d'administration du service des hôpitaux (active, réserve ou territoriale) est appelé à remplir, dans une formation sanitaire, les fonctions de :

Officier gestionnaire;
— commandant de détachément;
— payeur;
— d'approvisionnement;
— de l'état civil.

Comme *gestionnaire*, il est sous la dépendance du service de santé, dont il applique les règles de comptabilité spéciale.

Comme *commandant de détachement, payeur, officier d'approvisionnement*, il est, au point de vue administratif, sous la dépendance du service de l'intendance et applique les règles de comptabilité des corps de troupe.

Comme *officier de l'état civil*, il agit en son nom personnel et sous sa propre responsabilité.

Ce préambule est nécessaire pour expliquer le dédoublement de l'officier d'administration dans chacune des opérations dont l'ensemble constitue l'*admi-*

nistration de la formation sanitaire et que nous étudions sous deux titres traitant :

TITRE I. — **Des différentes fonctions de l'officier d'administration dans une formation sanitaire.**

TITRE II. — **Des différents besoins d'une formation sanitaire.**

TITRE PREMIER.

DES DIFFÉRENTES FONCTIONS DE L'OFFICIER D'ADMINISTRATION

CHAPITRE PREMIER.

OFFICIER D'ADMINISTRATION GESTIONNAIRE

Dispositions générales.

En principe, l'officier chargé de l'administration d'une formation sanitaire en campagne n'établit pas ses comptes, il se borne à adresser en original les documents justificatifs de sa gestion au Bureau de comptabilité et de renseignements aux armées.

Ce bureau, unique pour toutes les armées, fonctionne actuellement à Paris, 1, rue Lacretelle. Il est composé d'un personnel d'officiers d'administration du cadre complémentaire, de commis et de dames auxiliaires. Si, théoriquement, il ne forme qu'une unité, pratiquement il se subdivise en deux bureaux :

Le premier, qui est le véritable Bureau de comptabilité, arrête définitivement la comptabilité des officiers gestionnaires des formations sanitaires, centralise les renseignements d'ordre administratif, et solutionne les affaires laissées en instance par le service de l'avant. C'est un bureau *liquidateur*.

Le second s'occupe des successions et des renseignements à donner aux familles. Si nos renseignements sont exacts, il serait question de constituer ce second bureau en une direction spéciale du ministère de la guerre (1).

En quoi consisteront les documents justificatifs fournis au Bureau de comptabilité par l'officier d'administration gestionnaire ? Nous les classerons sous trois articles, suivant qu'ils justifient :

Article 1er. — De la comptabilité journées;

Article 2. — De la comptabilité deniers et consommations;

Article 3. — De la comptabilité matières.

ARTICLE 1er.

Comptabilité-Journées.

Comme son nom l'indique, elle a pour objet de déterminer le nombre de journées afférent à chaque malade ou blessé en traitement dans la formation sanitaire. Cette comptabilité repose sur l'entrée et la sortie dans la formation, du malade ou du blessé.

Entrée. — A la gauche du livret individuel est inséré un billet d'hôpital à coupons, qui reçoit, dès le temps de paix, toutes les indications d'ordre administratif et d'état civil. A l'entrée dans chaque formation, un coupon est détaché du billet d'hôpital et sert à constituer le carnet de passage et des entrées.

Le carnet de passage et des entrées n'est, du reste,

---

(1) Le décret du 12 avril 1916 vient de transférer le service des successions militaires au « Service général des pensions, secours, renseignements aux familles, de l'état civil et des successions militaires ». Comme conséquence, la correspondance envoyée précédemment au « Bureau de comptabilité et de renseignements aux armées » doit être scindée et adressée :

A) Celle des successions, au « Service des successions militaires », 1, rue Lacretelle, Paris-15e ;

B) Celle du bureau de comptabilité, au « Bureau de comptabilité du service de santé des armées », 1, rue Lacretelle, Paris-15e.

L'exécution. 4

tenu que les jours d'action pour conserver trace des blessés de passage et établir ultérieurement le registre des entrées. (C'est l'ancien calepin des entrées du règlement de 1892. Notons qu'une instruction du 19 juillet 1915 a mis en essai un « carnet de passage » tenu à la main comme l'ancien calepin des entrées.)

Le registre des entrées reçoit l'inscription de tous les entrants dans leur ordre d'admission. Tous les matins, l'officier d'administration gestionnaire dresse, à l'aide de ce registre, la situation des malades de la veille et la reporte à l'une des sections du *Carnet administratif*.

Sortie. — Les malades ou blessés sortent des formations sanitaires par *guérison*, par *évacuation* ou par *décès*.

Par guérison. — Tous les matins, il est établi un état nominatif des malades et blessés guéris et désignés pour sortir le lendemain. Cet état est adressé :

1º Par les formations de l'avant, au chef d'état-major de l'unité (corps d'armée ou division) à laquelle elles sont rattachées;

2º Par les formations de l'arrière, au commandant d'étapes dont elles relèvent.

Ces autorités fixent la destination à donner aux sortants. Les malades comptent à la formation pendant toutes les journées passées en traitement depuis le jour *inclus* de leur entrée jusqu'au jour *exclus* de leur sortie.

Par évacuation collective. — Les malades et blessés sont évacués, soit sur l'intérieur, soit sur des formations sanitaires de l'arrière. Pour chaque évacuation, la formation sanitaire du point de départ établit une feuille d'évacuation qui est remise à l'officier d'administration ou, à défaut, au gradé attaché à l'évacuation. Cette feuille, visée pour prise en charge des malades par la formation qui les reçoit, est rapportée à la formation du point de départ qui, elle, l'annexe à son carnet administratif pour décharge.

Par évacuation individuelle. — Le militaire, porteur de sa feuille d'évacuation et de son livret individuel renfermant son billet d'hôpital, est confié aux soins du commandant d'armes ou d'étapes qui le dirige sur sa destination.

Par décès. — Le jour du décès compte à la formation. L'officier d'administration gestionnaire rédige les actes de décès des militaires et autres personnes en traitement, de passage ou employés dans la formation, ainsi que les actes de décès des morts appartenant à l'armée et remis en dépôt à la formation.

Dispositions communes aux entrées et aux sorties. — Tous les cinq jours, ou le lendemain d'un jour d'action, l'officier d'administration gestionnaire adresse au bureau de comptabilité du service de santé des armées un état nominatif de mutations des malades entrés et un état semblable concernant les malades sortis pendant les cinq jours. Là se bornent, en ce qui concerne la comptabilité en journées, les écritures de l'officier gestionnaire d'une formation sanitaire.

Ces écritures sont établies définitivement par le bureau de comptabilité du service de santé des armées.

Comptabilité des successions.

L'officier d'administration gestionnaire recueille les bijoux et valeurs :

1° A lui confiés par les malades et blessés de la formation qu'il administre;

2° Remis par les gestionnaires des formations qui ne tiennent pas de comptabilité des successions (groupes de brancardiers);

3° Recueillis sur les hommes désignés par le médecin-chef comme gravement atteints;

4° Trouvés sur les décédés.

Les objets appartenant aux 1re et 3e catégories sont inscrits au registre des dépôts et un reçu de dépôts est remis aux déposants. En cas de guérison ou de sortie de la formation, ces objets sont remis par l'officier d'administration gestionnaire à leurs propriétaires en échange du reçu antérieurement délivré. Les objets appartenant aux décédés sont inscrits au carnet des successions.

Le carnet des successions est divisé en quatre chapitres comprenant :

1º Les objets, papiers et valeurs de chaque succession appartenant aux *héritiers;*

2º Le compte numérique des effets d'habillement et du campement en dépôt;

3º Le compte numérique des armes en dépôt;

4º Les papiers et valeurs appartenant à l'*Etat.*

L'officier gestionnaire établit, en double expédition, un bordereau des sommes supérieures à 2 francs laissées par les décédés; il en verse le montant, au nom des successions, entre les mains du payeur d'armée (1), au titre de la caisse des dépôts et consignations, et se fait délivrer un récépissé collectif pour l'ensemble des fonds provenant des successions figurant sur le même bordereau. Les mandats et bons de poste sont versés à la trésorerie et postes aux armées, contre récépissé donné par le payeur d'armée au bas d'un état récapitulatif.

Les effets personnels, après avoir été désinfectés, les papiers, les valeurs, les récépissés de numéraire, les récépissés de mandats et de bons de poste, le numéraire ne dépassant pas 2 francs, etc..., sont emballés séparément pour chaque succession et expédiés par la voie la plus sûre et la plus directe au service des successions militaires. Chaque envoi est accompagné d'un relevé des successions, établi en double expédition dont l'une est renvoyée à l'expéditeur avec la mention de prise en charge par le service des successions militaires.

---

(1) Le service de la trésorerie et des postes est assuré, dans chaque armée, par un payeur général; dans chaque C. A., par un payeur principal; dans chaque division d'infanterie ou de cavalerie, par un payeur particulier. C'est ce personnel que nous désignons sous le nom générique de *payeur d'armée* et qu'il ne faut pas confondre avec l'officier payeur des corps et services.

Les effets du service de l'habillement et du campe-
ment sont versés, après désinfection, dans le magasin
du service de l'habillement le plus proche désigné par
le service de l'intendance. Les armes sont versées au
service de l'artillerie. Les versements d'effets ou d'armes sont justifiés par des factures de livraison. Les
documents militaires sont transmis, contre récépissé,
par la voie hiérarchique, à l'autorité compétente. Les
valeurs appartenant à l'Etat sont adressées au service
des successions militaires (1).

L'officier d'administration gestionnaire des groupes
de brancardiers n'a pas à préparer la liquidation des
successions. En conséquence, les effets, papiers,
bijoux ou valeurs des décédés ou des hommes gravement atteints sont versés à la formation sanitaire
qui reçoit les malades et les blessés.

ARTICLE 2.

Comptabilité en deniers.

Les denrées, les objets de consommation et le matériel proviennent d'expéditions des services de l'arrière,
d'achats sur place et d'achats par marchés, de réquisitions, de cessions, de prélèvements, de dons, de
prises sur l'ennemi.

Les achats sur place et les achats par marchés donnent lieu à la tenue d'une comptabilité en deniers.

**1° Paiements effectués directement par l'officier d'ad-
ministration gestionnaire.** — Les achats dont l'importance n'excède pas 1.000 francs, sont effectués par
l'officier d'administration gestionnaire sous sa responsabilité et à prix débattus au mieux des intérêts du
Trésor. Ces achats donnent lieu :

a) S'ils ne dépassent pas 100 francs, à leur inscription au carnet des achats sur place tenu au jour le

---

(1) Les successions des militaires ennemis sont adressées au « Bureau
spécial de renseignements sur les prisonniers de guerre », Ecole de
guerre, Paris.

jour par l'officier d'administration gestionnaire et à la production d'un bordereau récapitulatif mensuel des achats sur place *sans facture;*

b) S'ils dépassent 100 francs, à l'établissement de factures extraites d'un carnet à souches de factures quittancées.

Pour le paiement des achats sur place, l'officier d'administration gestionnaire reçoit, sur demandes d'avance de fonds adressées au directeur du service de santé au fur et à mesure des besoins, des mandats dont l'ensemble peut atteindre 35.000 francs à justifier dans les quarante-cinq jours.

Une première avance de fonds (représentée par un mandat annexé au journal de mobilisation de chaque formation) doit permettre à l'officier d'administration gestionnaire, qui encaissera ce mandat dès son arrivée au lieu de mobilisation, de parer aux premiers besoins de sa formation. Cette avance est de :

1.000 francs pour une ambulance d'infanterie;
  500 francs pour une ambulance de cavalerie;
1.000 francs pour un groupe de brancardiers divisionnaire;
1.500 francs pour un groupe de brancardiers de corps.

S'il la juge insuffisante, l'officier d'administration gestionnaire établit sans retard une demande de deuxième avance. Les mandats d'avance sont inscrits par le payeur d'armée, au moment du paiement, sur le *Compte des avances de fonds.* Sur ce même carnet, et en regard de l'inscription faite par le payeur, l'officier d'administration gestionnaire mentionne les justifications au fur et à mesure qu'il en adresse les pièces au payeur. Ces pièces justificatives sont :

Le bordereau à talon des achats sur place (certifié par l'officier gestionnaire) comprenant les achats journaliers dont la valeur n'excède pas 100 francs:

Les factures quittancées extraites d'un carnet à souche pour les achats supérieurs à 100 francs.

En dehors de ces écritures, l'officier d'administration gestionnaire tient au jour le jour, pour justifier les opérations de sa caisse, un *journal de caisse* sur lequel sont inscrites toutes les recettes et les dépenses effectuées au titre de la formation.

2° Paiements effectués sur mandats directs. — Les achats par marché et les achats d'une valeur supérieure à 1.000 francs sont payés sur mandats directs. Les livraisons journalières sont constatées par des récépissés provisoires et récapitulés dans les factures mensuelles dont le montant est ordonnancé par le directeur du service de santé au profit des fournisseurs.

Avant d'être transmises au directeur, les factures sont enregistrées *in extenso* sur le bordereau trimestriel des mandats directs. En fin de trimestre, ce bordereau, après avoir été complété par l'indication du numéro et de la date des mandats délivrés aux fournisseurs, est adressé au bureau de comptabilité du service de santé des armées.

Là se bornent, en ce qui concerne la comptabilité *deniers*, les écritures de l'officier d'administration gestionnaire.

ARTICLE 3.

Comptabilité en consommations.

a) **Entrées.** — Elles seront justifiées par les factures ou les bordereaux d'achats sur place, s'il s'agit d'achats.

... Par des certificats administratifs, s'il s'agit de réquisition, de dons ou de prises sur l'ennemi.

... Par des factures de livraison ou d'expédition, s'il s'agit de cessions par d'autres services de la guerre (service des subsistances, par exemple).

... Par la souche (article 116 du règlement du 26 avril 1910) du carnet de bons, s'il s'agit de prélèvements sur d'autres formations sanitaires.

b) **Sorties.** — 1° Dans les ambulances et les hôpitaux d'évacuation, il est fait application d'un régime alimentaire de campagne. Ce régime est uniforme, c'est-à-dire qu'il ne se différencie pas en grand et petit régime; les aliments sont prescrits par *ration entière,* ou par *demi-ration*. Les sorties sont justifiées, chaque jour, par un certificat administratif donnant les consommations journalières calculées d'après le tarif de la ration normale de campagne. (Voir le tarif de cette ration au chap. II du titre II, page 88.)

Les certificats administratifs sont envoyés mensuellement au bureau de comptabilité et de renseignements. En cas d'immobilisation prolongée des formations sanitaires, les registres ou documents indiqués ci-dessous pourront être tenus ou établis si les médecins-chefs le jugent nécessaire :

1° ... *Cahier de visite*, tenu par les infirmiers de visite, sous la dictée des médecins traitants;

2° ... *Minutes des relevés particuliers des prescriptions alimentaires* établis par les infirmiers de visite à l'aide du cahier de visite dont ils ne sont, du reste, que le dépouillement;

3° ... *Bons particuliers d'aliments* établis par les médecins traitants pour les malades entrant après la visite.

Ces divers documents sont conservés aux archives de la formation.

C'est ainsi que se résume la comptabilité *consommation* pour l'officier gestionnaire.

2° Dans les formations autres que les ambulances et les hôpitaux d'évacuation, on se conforme aux règles fixées par le service de santé à l'intérieur auquel nous renvoyons le lecteur.

Nous ne parlons pas des groupes de brancardiers, qui n'ont pas à nourrir le malade.

ARTICLE 4.

Comptabilité-Matières.

L'officier d'administration gestionnaire est *comptable* du matériel. Ce serait *sa seule* fonction dans les groupes de brancardiers, si le règlement du 26 avril 1910 ne stipulait qu'il peut concourir au service de recherche, de relèvement et de transport des blessés (art. 26).

Notons en passant que l'appellation de *gestionnaire*, donnée à l'officier chargé de l'administration d'une formation sanitaire, est une expression impropre. Cet officier ne fait acte de *gestionnaire* que lorsqu'il *gère* les approvisionnements de matériel qui lui sont confiés. Dans tous les autres actes concernant la formation, il n'est qu'*administrateur*. Pour illustrer notre thèse, nous dirons que l'officier d'administration des groupes de brancardiers n'est que *gestionnaire*, parce qu'il ne nourrit ni ne traite pas les malades de la formation, mais se contente de gérer l'approvisionnement de groupe de brancardiers qui lui est confié; qu'au contraire, l'officier d'administration d'une ambulance est *gestionnaire* et *administrateur*, parce qu'il *gère* l'approvisionnement d'ambulance qui lui est confié et qu'en outre il est chargé de l'entretien des malades reçus par la formation.

Pour faciliter la tenue de la comptabilité-matières, on a groupé, sous une même unité, des objets ou matières d'une destination commune. Cette classification a donné lieu à la création :

1° **D'unités collectives principales** constituant à elles seules le matériel total d'une formation sanitaire. Ainsi l'ensemble du matériel entrant dans la composition d'une ambulance constitue une *unité collective principale;*

2° **D'unités collectives secondaires** qui, composées comme les premières d'objets groupés, peuvent être utilisées isolément ou être appelées à constituer, par leur réunion à d'autres, des unités collectives principales. Ainsi un chargement de voiture médicale, constitué par la réunion de nombreux objets et pouvant entrer dans la constitution d'autres unités plus importantes (tels que ambulances, hôpitaux d'évacuation), est une unité *collective secondaire;*

3° **De sous-unités collectives** qui, composées comme les deux premières d'objets groupés, peuvent être utilisées isolément ou être appelées à constituer par leur propre groupement des unités collectives (secondaires ou principales).

Exemple : Un panier, constitué par la réunion de plusieurs objets et pouvant entrer dans la constitution du chargement de voiture médicale.

Les formations sanitaires observent *en principe* les règles spéciales fixées par le règlement sur la comptabilité-matières en campagne :

L'officier d'administration gestionnaire tient un carnet du matériel divisé en 4 sections, savoir :

1re section : Unités collectives principales, secondaires et sous-unités collectives;
2e section : Objets isolés;
3e section : Objets prêtés ou requis temporairement;
4e section : Matériel de campement affecté à la formation.

Sur ce carnet sont inscrits tous les mouvements de matériel au fur et à mesure qu'ils se produisent.

Entrées.

Les différents moyens de réapprovisionnement sont les suivants :

1° Expéditions du service de l'arrière, réserves sanitaires et stations-magasins), justifiées à l'aide des factures d'expédition;
2° Achats sur place et achats par marchés, justifiés par des factures à talon;
3° Réquisitions, justifiées par la souche du carnet de reçus pour prestations fournies par réquisition;
4° Cessions, justifiées par des factures de cessions;
5° Prélévements, justifiés par des factures de livraisons;
6° Dons, justifiés par des certificats administratifs de prise en charge;
7° Prises sur l'ennemi, justifiées par des certificats administratifs de prise en charge.

Lorsqu'une section d'hospitalisation est affectée à une ambulance, elle est immédiatement prise en charge par le gestionnaire de cette ambulance.

Sorties.

a) **Par pertes et avaries.** — Les pertes ou avaries par cas de force majeure font l'objet, dès leur constatation, de déclarations inscrites à la section V du carnet administratif. Ces déclarations sont visées et certifiées par le médecin-chef. Un extrait de P. V., soumis mensuellement à l'approbation du directeur S. S. appuie le carnet du matériel.

b) **Par prélèvement.** — La sortie du matériel prélevé sur une formation est justifiée au moyen d'un bon revêtu de l'ordre d'exécution, remis par la partie prenante en échangè du matériel prélevé.

c) **Echange de matériel.** — Au moment du relèvement d'une ambulance immobilisée, il est, autant que possible, procédé à un échange de matériel, en ce qui concerne les effets à l'usage des malades et le matériel indispensable au fonctionnement de la formation de relève.

Le carnet du matériel est adressé, *en fin d'année*, au bureau de comptabilité du service de santé des armées avec les pièces justificatives d'entrée et de sortie du matériel (bons, factures, reçus, etc.).

Telle est la comptabilité-matières pour toutes les formations sanitaires, à l'exception des stations·magasins et des réserves sanitaires de matériel.

Ces formations établissent les pièces justificatives qui appuient leur carnet de matériel, conformément aux prescriptions du règlement sur la comptabilité-matières du temps de paix, avec cette particularité que la réserve sanitaire de matériel fonctionne comme annexe de la station-magasin.

Cautionnement. — Par dérogation au principe édicté par l'article 21 du décret du 26 décembre 1902 sur la comptabilité du matériel, l'officier d'administration gestionnaire d'une formation sanitaire ne fournit pas de cautionnement.

Indemnité pour frais de bureau. — Les tarifs en sont donnés au chapitre III du titre II, page 97.

CHAPITRE II.

OFFICIER D'ADMINISTRATION COMMANDANT DE DÉTACHEMENT.

Les infirmiers qui concourent à l'exécution du service de santé dans les diverses formations sanitaires d'un C. A. mobilisé sont fournis à ces formations par une section d'infirmiers militaires (1).

Les hommes en activité de service sont répartis entre chaque formation, un certain nombre restant à leur détachement du temps de paix, les autres étant appelés à former le noyau des détachements des formations constituées à la mobilisation.

Les réservistes sont affectés au détachement de leur formation respective au fur et à mesure de leur arrivée au dépôt de la section. Ils sont habillés, équipés, armés, pourvus de leurs vivres de réserve par les soins du commandant de la section.

Cet officier remet, aux jour et heure indiqués par son journal de mobilisation, le détachement entièrement constitué au gestionnaire de la formation sanitaire à laquelle il doit désormais appartenir.

En même temps qu'il fait la remise du détachement, l'officier d'administration commandant la section remet à l'officier d'administration gestionnaire de la formation :

1° Une somme prélevée sur les fonds d'économie de l'ordinaire de la section (1 fr. par homme), destinée à l'amélioration de la nourriture pendant les transports stratégiques;

2° Une avance correspondant à 15 jours de solde,

---

(1) Il existe, en France, en Algérie et en Tunisie, 25 sections d'infirmiers militaires.

15 jours de prime fixe d'alimentation, 15 jours de prime de viande calculée sur le taux moyen journalier de 0 fr. 50 par homme, ce qui, pour un détachement d'ambulance, donne, en chiffres ronds, 500 francs;

3° Une collection d'imprimés pour l'administration du détachement.

Ainsi constitué, le détachement est reconnu par l'officier d'administration gestionnaire de la formation sanitaire, à l'aide du contrôle nominatif qui lui est remis par l'officier d'administration commandant la section. L'officier d'administration gestionnaire fait l'appel de ses hommes, en vérifie l'habillement, l'équipement et l'armement, les vivres, etc... Du jour de la remise du détachement, l'officier d'administration commandant la section n'a plus à intervenir quant à l'administration intérieure de ce détachement; ce soin incombe en entier à l'officier d'administration gestionnaire de la formation sanitaire, agissant, dans ce cas, comme *commandant de détachement*.

ARTICLE 1er.

Catégorie de détachements.

Les différents détachements fournis par une section *d'infirmiers* prennent le nom de *détachements principaux* et de *détachements particuliers*.

A) **Détachements principaux.** — Les infirmiers militaires qui assurent le service de santé dans les diverses formations sanitaires d'un même corps d'armée mobilisé (service de l'avant), ne forment administrativement qu'un seul détachement de la section d'origine : ce détachement prend le nom de détachement principal.

Les infirmiers militaires qui assurent le service de santé dans les diverses formations sanitaires de la zone des étapes (service de l'arrière), forment un second détachement principal rattaché comme le premier au dépôt de la section d'origine.

Ces deux détachements sont dénommés :

Le 1ᵉʳ : détachement principal de la   ᵉ section d'infirmiers militaires;

Le 2ᵉ : détachement principal (*bis*) de la   ᵉ section d'infirmiers militaires.

Le commandement est exercé, sous l'autorité des médecins-chefs :

a) Dans un détachement principal, par l'officier d'administration gestionnaire du groupe de brancardiers de corps (1);

b) Dans un détachement principal (*bis*) par un officier d'administration de la réserve du personnel sanitaire d'armée.

B) **Détachements particuliers.** — Les fractions des détachements principaux répartis pour l'exécution du service dans les diverses formations sanitaires du corps d'armée mobilisé et dans celles de la zone des étapes prennent le nom de *détachements particuliers*.

Les commandants des détachements particuliers ne correspondent qu'avec le commandant du détachement principal duquel relèvent leurs détachements; les commandants des détachements principaux correspondent avec le commandant de la section.

La correspondance est visée par les médecins-chefs.

ARTICLE 2.

Comptabilité particulière des détachements d'infirmiers militaires en campagne.

Tandis que dans les corps de troupe il est formé, pour l'établissement des comptes des unités adminis-

---

(1) Certains commandants de détachements principaux ont pensé que ce titre leur donnait autorité sur les officiers gestionnaires des ambulances qui sont commandants de détachements particuliers. Le Ministre, consulté, a fait connaître que le commandant de détachement principal n'est qu'un agent de transmission, un *intermediaire obligé* entre les commandants de détachements particuliers et l'officier commandant la section d'infirmiers.

tratives qui se séparent de leur portion centrale, un bureau spécial qui fonctionne au dépôt du corps dès le premier jour de la mobilisation, la comptabilité des compagnies ou sections formant corps est réglée par la portion centrale restée sur le territoire. Dans une section d'infirmiers militaires c'est, en conséquence, l'officier d'administration commandant la section qui demeure chargé de liquider les comptes de ses détachements.

Les détachements ne tiennent, au jour le jour, que les éléments d'une comptabilité journalière.

Le commandant de détachement particulier tient :

1° La feuille de présence mensuelle sur laquelle sont enregistrés les effectifs, les perceptions en nature et le montant des allocations en deniers payées aux hommes;

2° Le livret d'ordinaire de campagne.

Le commandant de détachement principal tient :

1° Le carnet de comptabilité en campagne;
2° Le livret d'ordinaire de campagne;
3° Le journal de caisse du détachement.

§ 1er. — Feuille de présence mensuelle.

Dans chacun des détachements particuliers, il est ouvert par mois une feuille de présence des militaires (hommes de troupe) de tous grades, composant le détachement. Cette feuille relate sommairement les mouvements du détachement, les mutations, l'effectif journalier, le nombre de journées de présence décomposé par grade, le nombre de rations de vivres pour lequel des bons ont été établis ou des reçus de prestations délivrés, enfin le décompte des prestations payées au titre de la solde pour le mois échu. La solde est certifiée, décomptée et arrêtée par le commandant du détachement particulier. Les mutations sont justifiées par les pièces ordinaires (ordres de route, billets d'hôpital, ordres de mise en subsistance, ou de cessation de subsistance, etc...). Lorsque des mutations ne pourront être appuyées d'aucune pièce justificative, l'officier commandant le détachement particulier établira une déclaration pour en certifier les causes.

Le commandant de détachement paie, au moyen des fonds d'avance dont il dispose comme gestionnaire :

1° A la fin de chaque mois, la solde des sous-officiers à traitement mensuel (c'est-à-dire après 5 ans de service) sur état émargé par les intéressés;

2° Les 1er et 16 de chaque mois, le prêt des hommes à solde journalière.

A cet effet, il inscrit la dépense correspondante dans un chapitre particulier ouvert à la gauche du journal de caisse de la formation sanitaire.

A l'expiration de chaque mois, chaque commandant de détachement particulier envoie au commandant du détachement principal dont il relève, une expédition de la feuille de présence et les pièces à l'appui de cette feuille. Le commandant du détachement principal vérifie le nombre de journées et les décomptes, rectifie d'office, s'il y a lieu, et arrête de nouveau le décompte total. Le montant de chaque feuille de présence est remboursé par le commandant du détachement principal aux commandants des différents détachements particuliers, soit directement, soit au moyen de mandats sur le Trésor. Le commandant de chaque détachement particulier inscrit en recette, au chapitre spécial de son journal de caisse, les sommes reçues du commandant du détachement principal.

Le commandant de détachement particulier établit et signe les bons pour denrées délivrées ou les reçus de prestations; il veille à la perception, à la répartition et à l'emploi des vivres distribués. Ces bons sont enregistrés sur la feuille de présence mensuelle.

Les effets du service de l'habillement et du campement nécessaires aux hommes d'un détachement particulier sont, autant que possible, demandés et délivrés par les soins du commandant du détachement principal.

§ 2. — **Livret d'ordinaire de campagne.**

En campagne (comme en garnison), les hommes de troupe mettent en commun les prestations qui leur sont allouées individuellement pour l'alimentation : c'est ce qu'on appelle *former ordinaire.*

La base de la comptabilité de l'ordinaire est le *livret d'ordinaire.*

Comme il est constitué un ordinaire par détachement d'infirmiers, chaque commandant de détachement (particulier ou principal) tient un livret d'ordinaire.

Le livret d'ordinaire de campagne (plus simple que celui du temps de paix) tient lieu de carnet de quittances.

Il comporte deux pages par prêt :

Une page, donnant l'énumération des recettes, est terminée par la balance des recettes et des dépenses de la quinzaine.

L'autre page donne, dans un tableau, la nature des dépenses avec indication des dates, du montant et des quittances des sommes payées dans la même quinzaine.

§ 3. — **Carnet de comptabilité en campagne.**

Ce carnet donne, indépendamment d'autres renseignements, tous les renseignements fournis par la feuille mensuelle de présence tenue dans les détachements particuliers. Il comprend dix chapitres, dont la simple énumération permet de se rendre compte qu'il fait souvent double emploi avec le carnet administratif, tenu par l'officier d'administration en tant que gestionnaire de la formation.

Ces chapitres donnent les renseignements suivants :

CHAPITRE I. — Diverses positions du détachement (en marche, en station, etc...).

L'exécution.   5

§ 4. — Journal de caisse.

Ce journal sert à l'inscription, par ordre chronologique, des recettes et des dépenses du détachement principal. Notons que, contrairement à ce qui a lieu pour les détachements particuliers, dont les recettes et les dépenses figurent sur le journal de caisse de la formation sanitaire; le journal de caisse d'un détachement principal est spécialement destiné aux opérations concernant le détachement. Autrement dit, la caisse des gestionnaires des formations sanitaires à détachement particulier est commune à la formation et au détachement; la caisse des gestionnaires des formations à détachement principal est distincte pour la formation et pour le détachement.

Frais de bureau. — Une collection des imprimés nécessaires pour trois mois est remise, au moment de la constitution du détachement, par l'officier d'administration commandant la section d'infirmiers d'origine, à chaque commandant de détachement. Cette réserve est renouvelée par le commandant de section, sur la demande des commandants de détachement.

CHAPITRE III.

OFFICIER PAYEUR.

L'officier d'administration gestionnaire remplit les fonctions d'*officier payeur* en ce qui concerne tout le personnel de la formation, y compris le détachement du train (notice 11).

Ce rôle consiste essentiellement à servir d'intermédiaire entre le payeur d'armée et les parties prenantes de la formation sanitaire pour tout ce qui a trait à la perception des allocations en deniers.

Que faut-il entendre par payeur d'armée, d'une part, et parties prenantes de la formation, d'autre part ? Nous l'expliquons dans les deux articles qui suivent, nous réservant de définir dans un troisième article le rôle d'intermédiaire confié à l'officier payeur d'une formation sanitaire.

ARTICLE 1er.

Payeur d'armée.

L'administration de la trésorerie et des postes aux armées, bien que continuant à relever du ministre des finances pour le personnel, l'alimentation des caisses, la comptabilité et la partie professionnelle ou technique de son service, est placée sous les ordres du commandement militaire pour les autres mesures et notamment l'emplacement des caisses et des bureaux.

Le service est assuré :

1° Au quartier général de chaque armée, par un payeur général;

2° Au quartier général de chaque corps d'armée, par un payeur principal;

3° Au quartier général de chaque division, par un payeur particulier.

C'est ce personnel qui prend le nom générique de *payeur d'armée*, et c'est à la caisse du payeur d'armée que s'adressera l'officier payeur (*alias* officier d'administration gestionnaire) de la formation sanitaire, pour percevoir les mandats de solde ou de paiement qui lui seront remis.

ARTICLE 2.

Parties prenantes de la formation.

Dans une formation sanitaire les différentes parties prenantes sont :

1° Chacun des officiers de la formation;

2° L'officier (ou sous-officier) du train, agissant au nom du détachement du train;

3° L'officier d'administration gestionnaire, agissant au nom du détachement d'infirmiers militaires.

ARTICLE 3.

L'officier payeur intermédiaire.

1° **Paiement du traitement des officiers.** — Les officiers sont payés par mois, à terme échu, sur mandat nominatif établi par le sous-intendant chargé de la solde. Il est établi un mandat unique pour la solde et les accessoires. (Pour le détail, se reporter au titre II, chap. III.)

Le 25 de chaque mois, l'officier payeur établit, en se référant à la 1re section du carnet administratif, l'état des mutations des officiers. Cet état, appuyé de toutes les pièces justificatives (feuilles de déplacement, billet d'hôpital, titre de permission, etc...), est visé par le médecin-chef et adressé au sous-intendant militaire chargé du service de la solde de l'élément auquel est rattachée la formation. A la fin de chaque mois, le sous-intendant militaire adresse au médecin-chef, qui les remet à l'officier payeur, les mandats de paiement établis individuellement pour chaque officier suivant les renseignements qui lui ont été donnés par l'état des mutations envoyé le 25. L'officier payeur récapitule ces mandats dans un bordereau en double expédition. Chaque titulaire est invité à signer son mandat en même temps que le bordereau récapitulatif et à donner, à l'officier payeur, sa procuration pour en percevoir le montant.

Une expédition du bordereau est conservée par le payeur d'armée; l'autre expédition, portant acquit des parties prenantes au moment du paiement par l'officier payeur, est conservée par celui-ci pour sa décharge.

Le traitement de la Légion d'honneur est payé de la même manière que la solde, sur un bordereau distinct, le 1er juin et le 1er décembre.

Tout paiement fait à un officier sans troupe est inscrit, par le payeur d'armée, sur le livret de solde dont est détenteur chaque officier sans troupe.

Perception de la solde du détachement du train. — La solde du détachement du train est perçue par l'officier payeur de la formation et remise au commandant du détachement du train (officier ou sous-officier) qui en donne reçu et en devient responsable.

Notons, en effet, que les détachements du train des équipages militaires affectés aux formations sanitaires de campagne relèvent de leur chef hiérarchique au point de vue administratif (article 10 du décret du 26 avril 1910).

Perception de la solde du détachement d'infirmiers militaires. — *a*) S'il s'agit d'un détachement particulier, l'officier payeur n'a pas à intervenir. Car, ainsi que nous l'avons dit, la solde, dans ce cas, est payée sur les avances dont dispose l'officier d'administration en tant que gestionnaire de la formation et est remboursée en fin de mois à chaque commandant de détachement particulier par le commandant du détachement principal.

b) S'il s'agit d'un détachement principal, l'officier payeur perçoit la solde auprès du payeur d'armée et se la verse à lui-même, agissant comme commandant du détachement.

CHAPITRE IV.

FONCTIONS DE L'OFFICIER D'APPROVISIONNEMENT.

Au départ du lieu de mobilisation d'une formation :

1° Le personnel a ses vivres pour quatre jours (dont deux jours sur lui-même, et deux jours sur les fourgons à vivres);

2° L'ambulance (1) accolée à une section d'hospitalisation a des vivres pour nourrir 100 malades pendant deux jours.

Le réapprovisionnement en vivres et en denrées de toutes natures est confié, dans chaque formation sanitaire fonctionnant isolément, à un officier d'administration de la formation appelé *officier d'approvisionnement*.

Cet officier prend en charge les approvisionnements existants, rassemble les denrées nécessaires aux parties prenantes de la formation, et assure les distributions à ces mêmes parties prenantes.

ARTICLE 1er.

Prise en charge des approvisionnements.

Deux jours de vivres, dits *vivres de réserve* sont distribués aux officiers et à la troupe avant le départ du lieu de mobilisation (2).

---

(1) Les groupes de brancardiers n'ont pas d'approvisionnement de vivres pour les malades, parce qu'ils ne sont pas organes de traitement, et que les malades n'y séjournent pas.

(2) Voir page 59.

D'autre part, les vivres transportés par les formations font partie de l'approvisionnement de la formation et, comme tels, sont pris en compte au début de la mobilisation par l'officier d'administration gestionnaire.

L'officier d'approvisionnement ne prendra donc en charge que le complément des vivres destinés au personnel (officiers et troupe) de la formation : soit 2 jours de vivres transportés sur les fourgons à vivres et dits *vivres des trains régimentaires*.

Cette prise en charge est mentionnée sur son *Journal des entrées et sorties* dont nous parlerons plus loin.

ARTICLE 2.

Constitution d'approvisionnements.

Les vivres du train régimentaire, de même que les vivres transportés dans les approvisionnements des formations sanitaires, ne sont qu'un en-cas mis à la disposition du personnel ou des malades de la formation, à défaut d'autres ressources.

L'officier d'approvisionnement, *pourvoyeur* de la formation, a pour rôle essentiel de rassembler, au jour le jour, les denrées de toutes natures nécessaires au personnel employé ou traité dans la formation.

Ces denrées sont constituées :

1° Par l'exploitation directe des ressources locales;
2° Par des livraisons du service des subsistances militaires.

§ 1er. — Exploitation directe des ressources locales.

Trois moyens seront employés, savoir : achats, réquisitions, nourriture par l'habitant.

a) **Achats.** — Les achats se font directement de gré à gré.

L'officier d'approvisionnement discute les prix, en prenant la mercuriale locale comme base. Il ne dépasse pas les taux-limites qu'aura pu lui fixer l'Intendance.

L'achat est suivi du paiement total immédiat; l'officier d'approvisionnement reçoit, à cet effet, les avances nécessaires de l'officier d'administration des subsistances militaires pour le compte duquel il opère.

Dans son rôle de *pourvoyeur*, l'officier d'approvisionnement ne dépend plus, en effet, du service de santé, mais du service de l'intendance. Il opère comme gérant d'annexe :

Soit de l'officier d'administration des subsistances militaires gestionnaire du groupe d'exploitation des éléments non endivisionnés (cas des ambulances du C. A. non affectées et du groupe de brancardiers de corps);

Soit de l'officier d'administration des subsistances militaires gestionnaire du groupe d'exploitation d'une division d'infanterie (cas des ambulances affectées à la division et du groupe de brancardiers divisionnaire);

Soit de l'officier d'administration gestionnaire du service des subsistances militaires d'une division de cavalerie (cas de l'ambulance de cavalerie).

Les achats de denrées et leur paiement sont constatés soit par une facture si la dépense excède 10 francs, soit par une quittance si la dépense est égale ou inférieure à 10 francs. L'officier d'approvisionnement inscrit sur son *Journal des entrées et sorties* : en entrée, les denrées achetées; en sortie, le montant en argent des factures et quittances d'achats.

Chaque fois que l'officier d'approvisionnement a besoin de reconstituer l'avance qui lui a été faite il adresse, dans un bordereau récapitulatif, ses pièces de dépenses au gestionnaire des subsistances dont il dépend. Après vérification du bordereau, celui-ci remet à l'officier d'approvisionnement la nouvelle avance demandée.

b) **Réquisitions.** — Lorsque les prix demandés par l'habitant dépassent les tarifs-limites fixés à l'officier d'approvisionnement par l'intendance ou lorsque ces prix lui paraissent inacceptables, il recourt à la réquisition.

Nous conseillons de ne pas perdre de vue que l'achat fait affluer les denrées, tandis que la réquisition les fait disparaître; il importe donc de ne pas se montrer trop intransigeant et de ne recourir qu'en *dernier lieu* à la réquisition.

La réquisition est faite sur un ordre de réquisition détaché d'un carnet à souche: toute prestation reçue donne lieu à la délivrance d'un reçu détaché également d'un carnet à souche, reçu qui constitue un *bon de paiement* entre les mains de son détenteur.

L'officier d'approvisionnement n'a d'ailleurs pas à intervenir dans ce paiement qui est réglé ultérieurement par une *commission spéciale d'évaluation.*

Les talons des ordres de réquisition et des reçus de prestations appuient les entrées au *Journal des entrées et sorties* des denrées réquisitionnées.

A noter enfin, que la réquisition n'est jamais adressée par l'officier d'approvisionnement directement à l'habitant, mais aux maires ou aux municipalités.

c) **Nourriture chez l'habitant.** — Ce mode d'alimentation rentre, suivant le cas, dans l'une ou dans l'autre des deux premières catégories (*a* et *b*).

S'il s'agit de nourrir un effectif restreint on procède par paiement direct à chaque fournisseur, ce paiement étant constaté par des certificats partiels du même modèle que les factures et quittances.

S'il s'agit d'un effectif important, l'officier d'approvisionnement procède par réquisition; l'ordre de réquisition est remis à la municipalité qui prend toutes mesures utiles pour fournir les repas et reçoit, après exécution, un reçu en bloc des prestations fournies.

§ 2. — **Ravitaillement par le service des subsistances militaires.**

A défaut de ressources locales suffisantes, l'officier d'approvisionnement prélève les denrées nécessaires à la distribution du jour, sur les vivres en réserve aux trains régimentaires.

Il recomplète dans le plus bref délai les approvisionnements des trains régimentaires soit au moyen d'achats ou de réquisitions opérés sur place, soit, à défaut de ressources locales, par appel aux organes du service des subsistances militaires. Ces organes sont : les gares de ravitaillement et les convois administratifs.

Appels aux gares de ravitaillement.

Le service de l'arrière expédie chaque jour au point de contact avec l'avant (gares de ravitaillement ou têtes d'étapes) un jour complet de : pain, petits vivres, lard, avoine, et, éventuellement d'autres denrées, pour les effectifs à desservir sur chaque point.

Le général commandant l'armée fait connaître chaque jour aux commandants de corps d'armée les gares (ou ports) de ravitaillement ou les têtes d'étapes et l'heure à partir de laquelle pourront y commencer les distributions.

Les trains régimentaires qui sont à proximité de ces points de ravitaillement s'y rendent dans l'ordre fixé par le commandement.

Ravitaillement par les convois administratifs.

Les trains régimentaires qui sont trop éloignés des gares de ravitaillement font appel aux ressources portées par les convois administratifs. Les ordres du corps d'armée indiquent les points et les heures où s'effectueront ces opérations : ces points sont dénommés *centres de ravitaillement*.

Pièces comptables. — Pour la perception des denrées que le service des subsistances militaires est chargé de lui fournir, l'officier d'approvisionnement établit, en son nom et au titre de la formation à laquelle il appartient, un bon de réapprovisionnement extrait d'un carnet à souche et distinct par organe de ravitaillement du service des subsistances.

§ 3. — Moyens dont dispose l'officier d'approvisionnement.

Nous avons parlé du train régimentaire : il nous faut le définir.

Le train régimentaire est composé de fourgons à vivres et de voitures diverses. Dans les corps de troupe il est fractionné en trois sections (section de distribution, section de ravitaillement et section de réserve). Dans les formations sanitaires, en raison du nombre restreint de fourgons qui leur sont affectés, les bagages et les vivres sont portés sur les mêmes voitures et il n'est constitué que deux sections du train régimentaire, chacune d'elles pouvant ne comporter qu'un fourgon. Une section (ou un fourgon) sert au transport des vivres de réserve et des bagages; l'autre section (ou fourgon) est affectée au ravitaillement. Plus fréquemment encore, il n'est constitué, par formation sanitaire, qu'une section du train régimentaire, parce que la formation ne possède qu'un fourgon à vivres et à bagages; c'est le cas des ambulances d'infanterie.

En résumé, le train régimentaire (à la disposition de l'officier d'approvisionnement) comporte :

Dans un G. B. C. : 2 fourgons (2 sections);
Dans un G. D. B. : 2 fourgons (2 sections);
Dans une ambulance de cavalerie : 2 fourgons (2 sections);
Dans une ambulance d'infanterie : 1 fourgon (1 section).

Les autres formations sanitaires, n'ayant pas d'officier d'approvisionnement, ne sont pas dotées de trains régimentaires; elles sont rattachées au corps de troupe ou au service le plus voisin, soit d'une manière permanente, soit par l'ordre journalier, en vue de leur alimentation. A défaut d'ordres, son chef doit provoquer les mesures nécessaires à son ravitaillement.

ARTICLE 3.

Distributions.

Dans cette partie de son service, l'officier d'approvisionnement n'a de relations qu'avec deux parties prenantes qui sont :

1° L'officier d'administration gestionnaire de la formation représentant tour à tour :

En tant qu'officier payeur, les officiers employés dans la formation;

En tant que commandant de détachement, les infirmiers de la formation;

En tant que gestionnaire, les malades de la formation;

2° L'officier ou le sous-officier du train, représentant le détachement du train des équipages.

Les distributions sont faites sur présentation à l'officier d'approvisionnement, par les parties prenantes, de bons de distribution distincts pour les vivres, les fourrages et le chauffage.

La perception des denrées à titre remboursable a lieu sur production d'un bon décompté. Le paiement de la valeur des denrées délivrées est fait immédiatement entre les mains de l'officier d'approvisionnement qui remet à la partie prenante un reçu extrait d'un carnet à souche.

Chaque jour, autant que possible au fur et à mesure des distributions, l'officier d'approvisionnement inscrit en sortie, sur son *Journal des entrées et des sorties*, tous les bons qu'il a reçus. Puis il les réunit dans un bordereau spécial, en mentionnant dans la colonne *Observations* de ce bordereau la valeur des denrées distribuées dont il a perçu le montant. Il envoie bordereau et bons à son gestionnaire, l'officier d'administration des subsistances dont il n'est que le gérant d'annexe. Celui-ci, après vérification, accuse réception par l'envoi d'un reçu extrait d'un carnet à souche, et débite le compte de l'officier d'approvisionnement (son gérant d'annexe) de la somme comprise au bordereau; cette somme, considérée comme avance faite à l'annexe, vient en déduction de l'avance subséquente.

Moyens de distributions.

Un petit outillage à distribution mis à la disposition de l'officier d'approvisionnement a pour but de lui permettre d'assurer la répartition des denrées entre les parties prenantes de la formation. Cet outillage ne comprend que quelques objets de première nécessité formant une collection composée d'une balance romaine (portée 30 kilogs), quelques outils, de la ficelle. Mais comme, en campagne, il faudra avant tout *se débrouiller*, le règlement conseille l'usage, pour assurer promptement les distributions, de certains ustensiles de petit équipement et de campement qui sont à la disposition des hommes; tels sont : les quarts, les gamelles individuelles, les bidons, les marmites de campement dont la contenance approximative est indiquée dans les tableaux faisant suite à l'*Instruction sur le service de l'officier d'approvisionnement* (un exemplaire de cette instruction se trouve dans la collection des règlements et imprimés de l'officier d'approvisionnement).

ARTICLE 4.

Documents et imprimés, indemnités.

A sa prise de service, l'officier d'approvisionnement trouvera dans un des fourgons de la formation (fourgon à vivres de l'ambulance, fourgon à vivres de la 2e section des groupes de brancardiers) un paquet renfermant :

a) Trois documents nécessaires à l'exécution de son service, savoir :

Instruction sur le service de l'approvisionnement dans les corps et services;
Instruction sur l'alimentation en campagne:
Instruction sur la comptabilité des subsistances militaires en campagne;

b) Une collection d'imprimés répondant aux besoins de trois mois.

Documents et imprimés lui sont remis gratuitement et sont renouvelés sur sa demande par le service de l'intendance.

Indemnité de monture et première mise de harnachement.

L'officier d'approvisionnement est pourvu d'un cheval et, à ce titre, il a droit à une première mise de harnachement et à une indemnité journalière de monture (1).

---

(1) Le taux en est donné page 96.

CHAPITRE V.

FONCTIONS DE L'OFFICIER D'ÉTAT CIVIL.

L'officier d'administration gestionnaire d'une formation sanitaire remplit, vis-à-vis du personnel de la formation, les fonctions d'officier de l'état civil (article 26 du décret du 26 avril 1910).

Ces fonctions consistent essentiellement à rédiger les actes de l'état civil et à tenir les registres prévus par la loi.

ARTICLE 1er.

Rédaction des actes.

La rédaction des actes de l'état civil aux armées est réglementée par le Code civil. Nos lecteurs comprendront que nous ne pouvons ici entrer dans le détail. Nous les renvoyons donc au Code civil en leur signalant toutefois que ce document n'existe pas dans la collection des règlements et instructions d'aucune des formations sanitaires, mais est remplacé par un extrait qui porte le titre de *Instruction sur les actes de l'état civil aux armées* (volume 28 de l'édition méthodique du *B. O.*).

Quoi qu'il en soit, il entre dans notre sujet de traiter de deux actes dont la rédaction incombera, en toute certitude, à tout officier d'administration gestionnaire d'une formation sanitaire. Nous avons nommé *l'acte de décès* et le *testament aux armées*.

Actes de décès.

a) Dispositions communes.

Aucune inhumation ne sera faite sans une autorisation, sur papier libre et sans frais, de l'officier de l'état civil qui ne pourra la délivrer qu'après s'être transporté auprès de la personne décédée pour s'assurer du décès, et que vingt-quatre heures après le décès, hors les cas prévus par les règlements de police (C. civ., art. 77).

L'acte de décès sera dressé par l'officier de l'état civil sur la déclaration de deux témoins. Ces témoins seront, s'il est possible, les deux plus proches parents ou voisins ou, lorsqu'une personne sera décédée hors de son domicile, la personne chez laquelle elle sera décédée et un parent ou autre (C. civ., art. 78).

L'acte de décès contiendra les prénoms, nom, âge, profession et domicile de la personne décédée, les prénoms et nom de l'autre époux, si la personne décédée était mariée ou veuve; les prénoms, noms, âges, professions, domiciles des déclarants, et, s'ils sont parents, leur degré de parenté. Le même acte contiendra de plus, autant qu'on pourra le savoir, les prénoms, noms, professions et domiciles des père et mère du décédé, et le lieu de sa naissance (C. civ., art. 79).

b) Dispositions spéciales au temps de guerre.

Pour l'application des prescriptions énoncées ci-dessus, deux cas sont à considérer, suivant que l'officier d'administration gestionnaire agit au titre de la formation (militaires décédés dans la formation ou corps reçus en dépôt par la formation) ou qu'il est chargé de procéder à l'inhumation des corps relevés sur le champ de bataille.

1° **Décès dans les formations sanitaires.** — Les officiers d'administration gestionnaires des formations sanitaires sont chargés de dresser les *actes de décès* des militaires et autres personnes en traitement ou employés dans lesdites formations ainsi que des morts appartenant à l'armée qu'on y placerait à titre de dépôt (C. civ., art. 93). Dès que la communication est possible et dans le plus bref délai, ils transmettent une expédition de l'acte de décès au Ministre de la guerre ou de la marine qui en assurent la transcription sur les registres de l'état civil du dernier domicile du défunt (C. civ., art. 94). Un avis de décès est, en même temps, adressé au corps de troupe auquel appartenait le décédé.

2° Inhumation des corps relevés sur le champ de bataille. — L'officier d'administration de la formation sanitaire qui est chargé d'y procéder dressera, en présence de deux témoins, un procès-verbal relatant pour chaque corps, le numéro matricule, les nom et prénoms et autres renseignements inscrits sur la plaque d'identité et, s'il y a lieu, les autres indices tels que les marques de vêtements, etc..., de nature à établir l'identité du défunt. Ce procès-verbal sera transcrit sur le registre de l'état civil et une expédition en sera adressée au Ministre. S'il n'a pas de témoins à sa disposition, l'officier dressera un acte de disparition (1) dont l'*original* sera envoyé au Ministre.

Les décès des prisonniers de guerre et leur inhumation donnent lieu aux mêmes formalités.

Testament aux armées.

Le testament est un acte par lequel une personne dispose, pour le temps où elle n'existera plus, de tout ou partie de ses biens et qu'elle peut révoquer (C. civ., art. 985).

Un testament peut être olographe (c'est-à-dire écrit de la main du testateur) ou mystique, ou fait par *acte public* (ce qui est le cas dans les formations sanitaires, C. civ., art. 969).

a) **Rédaction de l'acte.** — (Voir le Code civil).

b) **Par qui reçu.** — Le médecin-chef (s'il est officier

---

(1) Le modèle d'acte de disparition existe dans l'*Instruction sur les actes de l'état civil aux armées.*

supérieur), assisté de l'officier d'administration gestionnaire, peut recevoir les testaments du personnel
employé et traité dans la formation. (A défaut de l'officier d'administration, la présence de deux témoins sera
nécessaire.) Le médecin-chef, s'il n'est pas officier supérieur, assisté de l'officier d'administration gestionnaire, ne peut recevoir les testaments que du personnel *traité* dans la formation. L'officier d'administration, agissant dans ce cas comme commandant de
détachement, pourra recevoir les testaments des
hommes du détachement d'infirmiers qu'il commande.

Il sera *toujours* fait un *double original des testaments.*

c) **Enregistrement et destination.**

Les testaments que les officiers désignés ci-dessus
sont autorisés à recevoir doivent être enregistrés sur
un mémorial, sans aucun détail; on énoncera seulement que, tel jour, il a été reçu le testament d'un tel.

Ce mémorial est envoyé au Ministre en fin de campagne.

d) **Durée de validité.**

Le testament fait aux armées sera nul six mois
après que le testateur sera venu dans un lieu où il
pourra employer les formes ordinaires, à moins
qu'avant l'expiration de ce délai il n'ait été de nouveau placé dans une des situations spéciales prévues à
l'article 93 du Code civil.

Le testament sera alors valable pendant la durée de
cette situation spéciale et pendant un nouveau délai
de six mois après son expiration (C. civ., art. 984).

ARTICLE 2.

Tenue des registres de l'état civil.

Les actes de l'état civil sont inscrits sur les registres, *de suite*, sans aucun blanc. Les ratures et les renvois sont approuvés et signés de la même manière que le corps de l'acte. Il n'y sera rien écrit par abréviation et aucune date ne sera mise en chiffres (C. civ., art. 42).

Aux armées en campagne, il est tenu un registre de l'état civil dans chaque formation sanitaire dépendant des armées pour les individus traités ou employés dans ces formations, de même que pour les morts appartenant à l'armée qu'on y placerait à titre de dépôt (C. civ., art. 95).

Ce registre est coté et paraphé par le médecin-chef de la formation (C. civ., art. 96) et tenu par l'officier d'administration gestionnaire qui en est constitué le dépositaire (Instruction du 23 juillet 1894).

L'officier d'état civil (officier d'administration gestionnaire) enverra tous les mois au Ministre de la guerre *un extrait* collationné et séparé par acte du registre de l'état civil. S'il n'y a pas eu d'acte dressé dans le mois, il sera fourni un bordereau « néant ».

Le registre est arrêté le jour où auront pris fin les circonstances qui ont motivé son ouverture (fin de campagne, dissolution de la formation, ou fusion avec une autre formation). Il est, à ce moment, adressé, à la diligence de l'officier qui le tient, au Ministre de la guerre (C. civ., art. 95).

Pour prévenir toute difficulté d'interprétation en ce qui concerne la désignation de l'officier de l'état civil, la tenue, la conservation du registre et les mesures qui en assurent l'authenticité, l'instruction du 23 juillet 1894 énumère les formations sanitaires dont l'officier d'administration gestionnaire est constitué l'*officier de l'état civil.*

Ce sont :

Les ambulances, les groupes de brancardiers, les hôpitaux (ou sections d'hôpitaux) d'évacuation, les convois d'évacuation de malades et blessés, les infirmeries de gare, de gîtes d'étape ou de port de la zone des armées, dirigées par le service de santé militaire.

L'officier d'administration gestionnaire est dépositaire des registres de l'état civil et doit, sous sa responsabilité, veiller à leur conservation. Il est *civilement* responsable des altérations qui y surviendraient, sauf son recours contre les auteurs desdites altérations.

« Tout fonctionnaire ou officier public qui, dans l'exercice de ses fonctions, aura commis un faux, soit par fausses signatures, soit par altération des actes, écritures ou signatures, soit par supposition de personnes, soit par des écritures faites ou intercalées sur des registres ou d'autres actes publics depuis leur confection ou clôture, sera puni des travaux forcés à perpétuité. » (C. P., art. 145.)

« Les officiers de l'état civil qui auront inscrit leurs actes sur de simples feuilles volantes seront punis d'un emprisonnement d'un mois au moins et de trois mois au plus et d'une amende de 16 francs à 200 francs. » (C. P., art. 192.)

Documents. — L'officier d'administration gestionnaire d'une formation sanitaire trouvera, dans la collection d'imprimés *constituée* dès le temps de paix au titre de la formation, les imprimés ci-après, qu'il n'aura qu'à remplir le cas échéant :

Registre des actes de l'état civil;
Registre des procès-verbaux de décès;
Expédition de l'acte de décès;
Expédition du procès-verbal de décès;
Extrait mensuel d'actes de décès;
Extrait du procès-verbal de décès.

En outre, il trouvera dans l'instruction sur les actes de l'état civil aux armées (dont nous avons parlé plus

haut et qui remplace le Code civil) le modèle des autres actes de l'état civil qu'exceptionnellement il pour-
rait être appelé à dresser, savoir :

Acte de naissance (enfant légitime, enfant naturel, enfant
présenté sans vie);
Acte de mariage;
Actes de procuration, de consentement, ou d'autorisation, etc..., qu'en conséquence, nous jugeons superflu de
reproduire ici.

TITRE II.

DES DIFFÉRENTS BESOINS D'UNE FORMATION SANITAIRE.

Notre tâche serait dès maintenant remplie si, dans
chaque formation, chaque officier se cantonnait dans
une fonction unique. Comme il n'en est pas ainsi, et
qu'au contraire, dans la généralité des cas, le même
officier cumulera toutes les fonctions énumérées dans
le titre I, nous avons, pour simplifier sa tâche, présenté le service sous une autre face : celle des besoins
d'une formation sanitaire.

Il faut que l'officier d'administration, quand il sera
seul dans une formation, puisse trouver dans un
même chapitre ce qui a trait au même besoin, que ce
besoin soit spécial à un personnel déterminé de la
formation, ou qu'il soit commun à toute la formation
(officiers, infirmiers, hommes du train, malades).

Envisagée de ce point de vue, la question peut être
étudiée sous quatre chapitres traitant :

CHAPITRE   I. — De l'alimentation.
CHAPITRE   II. — Des prestations en nature.
CHAPITRE III. — Des prestations en deniers.
CHAPITRE   IV. — De la fourniture des objets de matériel.

CHAPITRE Ier.

DE L'ALIMENTATION.

L'officier d'administration devra pourvoir à l'alimentation des officiers, des infirmiers et des malades de la formation. Il importe qu'il connaisse ses ressources et les moyens de les compléter.

ARTICLE 1er.

Ressources existantes.

---

a) **Officiers et infirmiers.**

Les officiers et les infirmiers de la formation sont munis, avant leur départ du lieu de mobilisation, de *vivres de réserve*. Ces vivres sont portés : en partie dans le sac de l'homme ou le paquetage du cheval, en partie sur les voitures; ceux des officiers sont portés dans les mêmes conditions, c'est-à-dire partie par l'officier, partie sur les voitures.

Ils comprennent, par homme :

Pain (de guerre)......................	0 kil. 600
Viande (de conserve)..................	0 kil. 600
Sucre.................................	0 kil. 160
Café (en tablettes)...................	0 kil. 072
Potage salé...........................	0 kil. 100

et représentent *deux jours de vivres.*

b) **Malades.**

Les formations sanitaires transportent, pour les malades qu'elles auront à traiter :

1º **Ambulance** (dans les caisses nos 7 et 8).

Viande (de conserve)..................... 20 kil.
Sucre................................. 5 —
Café................................. 5 —
Sel.................................. 5 —
Légumes.............................. 35 —
Graisse.............................. 5 —
Lait (concentré)..................... 10 —
Thé................................. 1 —
Eau-de-vie........................... 5 lit.

Ce qui représente à peu près *un jour de vivres* pour 100 malades.

2º **Section d'hospitalisation** (dans les caisses nos 12 et 13).

Viande............................... 20 kil.
Sucre................................ 5 —
Café................................ 5 —
Sel................................. 5 —
Légumes (fins)....................... 10 —
Graisse.............................. 10 —
Lait (concentré)..................... 20 —
Bouillon (concentré)................. 10 —
Chocolat............................. 5 —

Ce qui représente un deuxième jour de vivres pour l'ambulance à laquelle aura été accolée la section d'hospitalisation.

En résumé, la formation est, au départ du lieu de mobilisation, alignée en vivres pour deux jours.

ARTICLE 2.

Moyens de compléter les ressources à la disposition immédiate de l'officier d'administration.

Les vivres énumérés ci-dessus sont des *vivres de réserve* et, comme tels, ils ne peuvent être consommés qu'à défaut d'autres ressources, c'est-à-dire qu'une des premières préoccupations de l'officier d'administration sera de pourvoir à l'alimentation de sa formation.

Il s'acquittera de ce rôle, suivant le cas, au moyen d'achats sur place, de réquisitions, de nourriture par l'habitant ou de demandes aux organes du service des subsistances militaires qui seraient à sa proximité.

Pour déterminer les moyens à employer, il s'inspirera, avant tout, de la situation et des principes suivants :

Vivre le plus possible sur l'habitant;

A défaut de ressources locales, faire, appel aux organes les plus voisins du service des subsistances;

N'épuiser les *vivres de réserve* qu'à la dernière extrémité.

Il est bien entendu que cette dernière règle n'est pas une défense de *renouveler* les vivres de réserve quand l'occasion s'en présente.

CHAPITRE II.

DES PRESTATIONS EN NATURE.

Donner à chacun ce qui lui est dû et rien que ce qui lui est dû, tel est le rôle de l'officier d'administration *dispensateur* des diverses allocations en nature. Les trop-perçus pouvant engager sa responsabilité et les moins-perçus susciter des réclamations, c'est là une fonction très délicate qui l'oblige à une connaissance parfaite des droits de chacun.

Quels sont ces droits ?

Principes fondamentaux.

I. — Le droit aux prestations de campagne commence le lendemain du passage du pied de paix au pied de guerre. Les prestations de campagne sont allouées, dans la position de présence, aux militaires

de tous grades. Le nombre de rations (1) est attribué
suivant le grade, comme suit :

a) *Vivres.*

Officier supérieur et assimilés............ 2 1/2
Capitaine et assimilés.................... 2
Lieutenant, sous-lieutenant et assimilés... 1 1/2
Homme de troupe...................... ... 1

b) *Chauffage.*

Officier supérieur et assimilés............ 5
Capitaine et assimilés.................... 4
Lieutenant, sous-lieutenant et assimilés.... 3
Sous-officier. 2
Caporal et soldat........................ 1

c) *Paille de couchage.*

Officiers et hommes de troupe........... 1/2

II. — Toutes les prestations de campagne sont
dues, *à titre gratuit*, aux officiers comme à la troupe
et n'excluent pas le droit à la solde ni aux prestations en deniers prévues plus loin.

Pain. — Le pain est dû aux officiers et aux hommes
de troupe, sauf quand ils sont nourris chez l'habitant
(puisque la nourriture chez l'habitant s'entend du
repas complet).

Viande et petits vivres. — La viande et les petits vivres sont dûs aux officiers et aux hommes de troupe
dans les mêmes conditions que le pain.

Liquides. — Le droit aux rations de liquide est ac-
quis aux officiers et aux hommes de troupe présents.

Tabac. — Comme ci-dessus.

---

(1) Les officiers reçoivent généralement une ration en nature et le
complément en argent ; mais toutes les prestations d'alimentation at-
tribuées aux officiers suivant leur grade doivent être intégralement
versées à la popote.

Fourrages. — Les fourrages sont alloués pour le nombre de chevaux attribués au pied de guerre, à dater du jour où les officiers justifient en être possesseurs. Les chevaux tués sur le champ de bataille ou pris par l'ennemi comptent pour les fourrages jusqu'au jour inclus de leur perte.

Chauffage et éclairage. — *a)* Les rations pour la cuisson des aliments et l'éclairage sont allouées aux troupes logées ou cantonnées chez l'habitant lorsque ce dernier ne fournit pas le combustible et aux troupes bivouaquées:

b) Les rations pour chauffage proprement dit ne sont allouées qu'aux troupes bivouaquées.

Paille de couchage. — N'est allouée qu'aux troupes bivouaquées.

Quand les troupes sont cantonnées, l'habitant doit fournir : à chaque officier, un lit; aux hommes de troupe, un abri (la paille *renouvelable en principe tous les quinze jours* est remboursée par l'intendance). Il reçoit, pour cette contribution, une indemnité journalière de 0 fr. 05 par soldat, 0 fr. 20 par sous-officier, 1 franc par officier, cette indemnité étant payée par le service de l'intendance, en dehors de l'officier gestionnaire (décret du 2 août 1877).

Taux des rations.

DENRÉES.		RATION forte.	RATION normale et grand regime.	PETIT RÉGIME.
Pain	Pain ordinaire...	0.750	0.750	0.450
	ou biscuité...........	0.700	0.700	»
	ou pain de guerre......	0.600	0.600	»
Viande.......	Viande fraîche........ ..	0.450	0.400	0.300
	ou viande de conserve..	0.300	0.300	0.150
Petits vivres.	Légumes secs ou riz. ..	0.100	0.060	0.100
	Sel.....	0.020	0.020	0.020
	Sucre.................	0.032	0.021	0.021
	Café torréfié..........	0.024	0.016	0.016
	ou café vert..........	0.0285	0.019	0.019
	Lard, ou beurre...... .	0.035	0.030	0.030
	ou potage.......... ..	0.050	0.050	0.100

Les taux indiqués ci-dessus ne sont rigoureux qu'en ce qui concerne leur application au personnel employé dans la formation. Ils ne sont qu'une indication en ce qui concerne l'alimentation des malades traités dans la formation.

Pour les uns et les autres, les denrées qu'ils comportent peuvent être remplacées, suivant les ressources et les circonstances, par d'autres aliments, tels que poisson, œufs, lait, charcuterie, pâtes alimentaires, légumes frais, etc.; le café peut être remplacé par du thé.

RATION DE CHAUFFAGE :

a) Pour les troupes cantonnées : 0 kgr. 850 bois ou 0 kgr. 530 charbon pour cuisson des aliments;

b) Pour les troupes au bivouac : 1 kgr. 010 bois ou 0 kgr. 630 charbon pour cuisson des aliments; 1 kgr. bois ou 0 kgr. 600 charbon pour chauffage.

Demi-ration paille de couchage.

2 kgr. 500 paille longue, ou 3 kgr. 500 paille courte.

Ration de fourrages.

2 kgr. 500 foin et 2 kgr. de paille.

La ration d'avoine est de 4 kgr. 500 pour les mulets; 5 kgr. 500 pour les chevaux du train; 5 kgr. pour les autres chevaux de la formation.

CHAPITRE III.

PRESTATIONS EN DENIERS.

Les prestations en deniers sont payées sous deux titres :

a) Au titre des frais de déplacement, le remboursement des frais occasionnés par le voyage;

b) Au titre de la solde, la solde et les diverses indemnités autres que celles de déplacement.

A) Frais de déplacement.

Les militaires employés dans la formation (officiers et hommes de troupe) sont remboursés, à leur arrivée au lieu de mobilisation mentionné sur leur ordre, des avances qu'ils auront dû faire pour se rendre dans ce lieu. Ce remboursement est effectué par le paiement de trois indemnités allouées au titre des « frais de déplacement » savoir :

1° **Indemnité kilométrique.** — L'indemnité kilométrique ne comprend que le remboursement, au tarif réellement payé par les intéressés, du transport :

a) Sur les voies ferrées des compagnies secondaires;
b) Sur les voitures publiques;
c) Sur les tramways.

Il n'est rien dû pour le transport :

a) Sur les voies ferrées des six grands réseaux, parce que ce transport faisant l'objet d'un marché à forfait avec les Compagnies, n'obligera les militaires, officiers et hommes de troupe rappelés, à aucun débours;
b) Sur les voitures de louage (breacks ou automobiles) à moins que ce genre de transport n'ait fait l'objet d'une autorisation préalable.

2° **Indemnité journalière.** — Cette indemnité, répondant aux frais d'hôtel, est accordée à raison d'une indemnité par journée ou fraction de journée de 24 heures passée en route.

Elle est uniformément fixée à :

10 francs pour les colonels;
9 francs pour les officiers supérieurs autres que colonels;
7 fr. 50 pour les officiers subalternes;
4 francs pour les adjudants à solde journalière;
3 francs pour les adjudants à solde mensuelle;
3 fr. 70 pour les autres sous-officiers à solde journalière;
2 fr. 70 pour les autres sous-officiers à solde mensuelle;
2 fr. 70 pour les caporaux et soldats.

3° **Indemnité fixe de déplacement temporaire.** — Cette indemnité, qui répond au transport des bagages du domicile à la gare et réciproquement, est due autant de fois, *plus une*, que l'intéressé passe de nuits en route. Elle n'est allouée qu'aux officiers (au taux de 3 francs) et aux adjudants (au taux de 2 francs).

B) Solde et accessoires.

1° OFFICIERS.

La loi du 30 décembre 1913 a arrêté aux chiffres ci-après la solde journalière des officiers :

		fr.	c.
Colonel		33	»
Lieutenant-colonel		25	»
Commandant	après 4 ans de grade ou 32 ans de service	22	50
	avant 4 ans de grade	20	»
Capitaine	après 12 ans de grade ou après 8 ans de grade et 30 ans de service	18	50
	après 8 ans de grade ou 4 ans de grade et 25 ans de service	17	»
	après 4 ans de grade ou 20 ans de service	15	50
	avant 4 ans de grade	14	»
Lieutenant	après 8 ans de grade et 20 ans de service	13	55
	après 8 ans de grade ou 4 ans de grade et 15 ans de service	12	05
	après 4 ans de grade et 10 ans de service	11	05
	avant 4 ans de grade	10	05
Sous-lieutenant	après 6 ans de service	9	»
	avant 6 ans de service	8	»

Les officiers de complément ne comptent pour l'obtention de la solde progressive que le temps passé avec leur grade dans l'armée active et accompli depuis la mobilisation, c'est-à-dire qu'ils n'ont droit généralement qu'à la dernière solde dans chaque grade (sous-lieutenants, 8 francs; lieutenants, 10 francs; capitaines, 14 francs; commandants, 20 francs) (1).

Les aumôniers titulaires ont droit à la solde des capitaines après 4 ans de grade (15 fr. 50).

Les aumôniers volontaires (2) ont droit aux mêmes prestations en nature que les titulaires et à une solde journalière de 10 francs (C. M. 12 novembre 1914).

2° Hommes de troupe.

Une distinction est à établir en ce qui concerne les sous-officiers : les sous-officiers ayant moins de 5 ans de service sont à solde journalière (comme les autres hommes de troupe); les sous-officiers ayant plus de 5 ans de service sont à solde mensuelle.

La solde mensuelle est de :

		fr. c.
Adjudant-chef.		6 90
Adjudant	de 6 à 8 ans	5 90
	de 9 à 11 ans	6 15
	à partir de 12 ans	6 40
Sergent-major.	de 6 à 8 ans	4 50
	de 9 à 11 ans	4 75
	à partir de 12 ans	5 »
Sergent	de 6 à 8 ans	4 20
	de 9 à 11 ans	4 45
	à partir de 12 ans	4 70

---

(1) La solde de l'officier, jusqu'à concurrence de la moitié, peut être déléguée, en faveur des épouses, des ascendants et descendants. Pour les autres personnes (parents éloignés ou t'ers), la délégation ne peut excéder le quart de la solde. Les sous-intendants militaires sont les fonctionnaires qualifiés pour procéder à ces opérations.

(2) La C. M. du 25 août 1914 a créé, à côté des aumôniers titulaires, un corps de 250 aumôniers volontaires.

La solde journalière est de :

	fr. c.
Adjudant.	2 44
Sergent-major.	1 22
Sergent.	0 92
Caporal.	0 42
Soldat.	0 25

Cette solde (journalière) est complétée, pour ceux des hommes de troupe ayant accompli leur temps de service obligatoire, par des hautes payes journalières et des primes de rengagement.

Elle n'est pas due aux hommes punis de prison.

Haute paie. — Elle est due pour toutes les journées de position de présence ou d'absence régulière et légale et se cumule avec les indemnités de déplacement. Elle est suspendue pendant le cours des punitions supérieures à huit jours de prison et des punitions de cellule, ainsi que dans le cas d'absence irrégulière ou illégale.

Son taux est de :

		fr. c.
Sous-officiers.		1 »
Caporaux	après 3 ans de service	0 60
	après 6 ans de service	0 65
	après 10 ans de service	0 70
Soldats	après 3 ans de service	0 20
	après 6 ans de service	0 25
	après 10 ans de service	0 30

Primes de rengagement. — Du commencement de la 4e à la fin de la 5e année de service, il est alloué, pour une année de rengagement :

	fr.
Aux sous-officiers.	360 »
Aux caporaux et soldats.	100 »

3° Prisonniers de guerre.

Les prisonniers de guerre en traitement dans une formation sanitaire ont droit à une solde d'absence qui est, par jour, de :

	fr. c.
Officier supérieur.	3 35
Officier subalterne.	1 70
Femme d'officier.	0 85

Accessoires de solde.

Sont payées sous ce titre les diverses indemnités ci après :

1° Indemnité de première mise d'équipement (officiers);

2° Indemnité d'entrée en campagne (officiers et adjudants);

3° Indemnité pour cherté de vie (officiers et sous-officiers à solde mensuelle);

4° Indemnité en remplacement de vivres (officiers et troupe);

5° Première mise de harnachement (officiers);

6° Indemnité de monture (officiers);

7° Indemnité spéciale d'entretien de harnachement (officiers);

8° Indemnité de frais de bureau (officiers d'administration);

9° Indemnité de responsabilité (officiers d'administration);

10° Indemnité de fonctions (troupe);

11° Prime fixe d'alimentation (troupe);

12° Indemnité pour charge de famille (officiers et troupe);

13° Indemnité d'usure d'effets (officiers et troupe).

1° Indemnité de première mise d'équipement.

Est allouée à tous les sous-lieutenants de complément de toutes armes et services nommés à ce grade depuis la mobilisation et à nommer à titre définitif ou à titre temporaire.

Son taux est de 250 francs pour les officiers non montés et de 300 francs pour les officiers montés.

Les médecins auxiliaires nommés à cet emploi au cours de leur service actif ont droit, quelle que soit leur origine, à l'indemnité de première mise d'équipement de 300 francs qui leur est spéciale (*J. O.*, 11 avril 1916, page 3010).

2° **Indemnité d'entrée en campagne.**

A la date du 12 août 1914, le Ministre a décidé que cette indemnité serait payée :

a) La moitié immédiatement à tous les officiers;

b) L'autre moitié aux intéressés au moment où ils recevront l'ordre de se rendre à une armée active, ou se trouveront dans la zone des opérations.

Son taux est de :

Médecin ou pharmacien-major de 1re classe..... Officier d'administration principal..............	1.000 »
Médecin ou pharmacien-major de 2e classe....... Aumônier.	700 »
Officier d'administration de 1re classe............	900 »
Médecin et pharmacien aide-major.............. Officiers d'administration de 2e et 3e classes.....	500 »
Adjudant et assimilé............................	100 »

Sur le mandat des officiers et assimilés sont retenues :

a) La somme de 10 francs représentant la part contributive de chaque officier pour la fourniture des cantines à vivres garnies d'ustensiles qui seront délivrées à la mobilisation, à raison d'une par 5 officiers.

b) La somme de 1 franc, valeur des sachets à vivres collectifs et à pain de guerre (biscuit).

3° **Indemnité pour cherté de vie.**

Si la formation séjourne dans une localité où est allouée l'indemnité pour cherté de vie, cette indemnité est due aux officiers et aux sous-officiers à solde mensuelle. Son taux est, suivant la place :

L'exécution.   7

Pour les officiers { supérieurs 1f », 1 25, 1 50, 1 75, 4 »
{ subalternes 0 50, 0 75, 1 », 1 25, 2 50
Pour les sous-officiers à solde mensuelle : 0 10. 0 15, 0 20,
0 35, 0 40.

Cette indemnité continue à être allouée aux militaires de l'active qui en étaient titulaires de par leur résidence au moment de la mobilisation. Mais elle est réduite de moitié pour les militaires non chefs de famille.

4° Indemnité en remplacement de vivres.

Quand les vivres de campagne sont dus et ne sont pas distribués en nature, il est alloué une indemnité en remplacement de vivres, qui les représente.

5° Première mise de harnachement.

Cette mise est faite à tout officier passant pour la première fois d'une position non montée à une position montée; elle sera due notamment à l'officier d'approvisionnement. Son taux est de 295 francs.

Cette mise n'est pas allouée si le harnachement est fourni par l'administration à l'officier.

6° Indemnité de monture.

Une indemnité de monture, qui est de 0 fr. 50 par jour et par cheval, est allouée à tout officier monté.

N.-B. — L'indemnité de monture est allouée, pendant les périodes d'exercice, à tous les officiers de la réserve et de la territoriale dont l'emploi comporte normalement une monture à la mobilisation, *alors même que pendant les périodes d'instruction les intéressés ne seraient pas pourvus réellement d'un cheval.*

7° Indemnité spéciale pour entretien de harnachement.

Cette indemnité (0 fr. 15 par jour) est due aux officiers qui, ayant été montés, cessent de l'être, mais sont néanmoins dans l'obligation d'entretenir un harnachement (C. M. 20 septembre 1914).

8° Indemnité pour frais de bureau.

L'officier d'administration d'une formation sanitaire est susceptible de percevoir simultanément trois indemnités pour frais de bureau, savoir :

a) Une indemnité en tant que gestionnaire :

D'un hôpital d'évacuation...................	4 »	par jour.
D'un hôpital temporaire de 250 lits...........		(1)
D'une station-magasin.	3 »	—
D'une gare régulatrice.....................	3 »	—
D'un commandement d'étapes...............	3 »	—
D'un hôpital temporaire de 100 lits...........		(1)
D'un groupe de brancardiers...............	2 »	—
De sections d'hospitalisation non affectées..	2 »	—
D'une ambulance.	2 »	—
D'un hôpital temporaire de 50 lits...........		(1)
D'une ambulance de montagne, de place forte, d'Algérie.	1 »	—
D'un train sanitaire.......................		(1)

(*Décret du* 11 *décembre* 1914.)

Cette indemnité est due aux officiers d'administration gestionnaires d'une formation sanitaire pendant les manœuvres d'automne, mais n'est pas applicable aux exercices spéciaux du service de santé (Not. du 17 octobre 1893).

b) Une indemnité en tant que commandant de détachement principal d'infirmiers. Taux : 0 fr. 30 par jour.

c) Une indemnité en tant qu'officier d'approvisionnement.

---

(1) Dépenses de bureau assurées sur les fonds du service de santé.

Cette indemnité est de 1 franc par jour. Pendant les manœuvres, elle est allouée pour la durée effective desdites manœuvres, y compris, s'il y a lieu, le 31e jour du mois. Elle est réduite de moitié pendant les journées passées en route pour se rendre aux manœuvres et aux exercices techniques ou pour en revenir.

9° Indemnité de responsabilité.

Les officiers d'administration du cadre auxiliaire chargés de la gestion des services du territoire, bien que dispensés de cautionnement, conservent la responsabilité pécuniaire de leur gestion, et, de ce fait, ont droit à une indemnité de responsabilité, dont le taux varie suivant l'importance des services. (C. M. du 27 décembre 1915, *B. O.*, p. p., 2e sem. 1915.)

10° Indemnité de fonctions.

Une indemnité de fonctions est allouée, dans les mêmes conditions que la haute paye, aux infirmiers-majors et aux infirmiers (caporaux et soldats) maîtres-infirmiers.

Le taux de cette indemnité est fixé à :

Infirmiers-majors. 0 50

Caporaux et soldats
- de 3 à 5 ans de service. 0 75
- de 6 à 10 ans de service. . . . . 1 »
- après 10 ans de service. 1 50

11° Prime fixe d'alimentation.

Une prime fixe d'alimentation est allouée, conjointement avec les vivres de campagne, à tous les hommes de troupe en position de présence. Elle n'est pas due aux militaires en congé, en permission, à l'hôpital, ou recevant des allocations sur les frais de déplacement ou nourris chez l'habitant. Taux journalier : 0 fr. 22.

Remarque. — Les officiers du service de santé sont considérés comme officiers sans troupe au point de vue du paiement des diverses allocations qui leur sont dues. Ainsi que nous l'avons vu précédemment, ils sont payés sur mandats nominatifs individuels, établis par le sous-intendant chargé du service de la solde.

Pour se faire mettre en solde, les officiers de complément devront, dès leur arrivée au lieu de mobilisation, remettre à l'officier payeur (alias officier d'administration gestionnaire) de la formation à laquelle ils appartiennent, le bulletin n° 4 annexé à leur ordre de mobilisation ou le talon de leur ordre de transport (jaune).

Cette pièce, visée par le médecin-chef, sera adressée sans retard par l'officier payeur au sous-intendant chargé du service de la solde.

12° Indemnité pour charges de famille.

Elle est de 200 francs par an et par enfant en plus de deux âgés de moins de seize ans. Elle est allouée aux militaires de l'active ou de la réserve titulaires d'une solde mensuelle.

13° Indemnité d'usure d'effets.

Allouée aux officiers et sous-officiers des armes et services comptant aux armées, cette indemnité est de :

2 francs par jour pour les officiers;
1 franc par jour pour les sous-officiers à solde mensuelle et les adjudants à solde journalière;
0 fr. 75 pour les sous-officiers à solde journalière autres que les adjudants.

CHAPITRE IV.

FOURNITURES DES OBJETS DE MATÉRIEL.

L'officier d'administration de la formation reçoit au début de la mobilisation :

a) En tant que gestionnaire, un approvisionnement complet d'ambulance d'infanterie, d'ambulance de cavalerie, de groupe de brancardiers, etc. ;

b) En tant que commandant de détachement, les effets de toute nature laissés en la possession des infirmiers qui constituent le détachement.

Mais il est bien évident qu'au bout de quelques jours, soit par l'usage normal, soit par suite d'accidents, un certain nombre des objets qu'il a pris en charge seront à remplacer.

Comment se feront les remplacements ?

A) Réapprovisionnement de la formation sanitaire.

On pourra recourir aux achats ou aux réquisitions pour tout le matériel qu'on trouvera sur place. On fera appel aux ressources de l'arrière pour le complément, c'est-à-dire pour la généralité du matériel technique.

Pour les achats sur place, l'officier d'administration dispose de mandats d'avance (1).

Pour les réquisitions, le médecin-chef mettra à sa disposition les carnets de réquisition qui sont prévus au titre de chaque formation.

Enfin, pour les appels aux ressources de l'arrière, il est procédé de la manière suivante :

---

(1) Voir page 52.

A défaut d'achats sur place ou de réquisitions, le réapprovisionnement des formations sanitaires s'effectue soit à la gare de ravitaillement, soit au centre de ravitaillement.

Les demandes de matériel et de médicaments sont adressées par les médecins chefs de service des corps de troupe et chefs des formations sanitaires, par la voie hiérarchique au D. E. S., qui les communique au médecin d'armée, lequel les transmet à la gare régulatrice où fonctionne la réserve de matériel sanitaire de l'armée.

Par le prochain convoi la R. M. S. achemine sur la gare ou le centre de ravitaillement les objets ou médicaments qui lui sont demandés.

Les G. B. C. restent généralement chargés de prendre, à ces points, livraison des envois et d'en assurer la destination finale.

La réserve de matériel sanitaire d'armée se réapprovisionne à la station-magasin qui se trouve en arrière d'elle, la station-magasin se réapprovisionne elle-même auprès des magasins du territoire national.

En cas de nécessité le directeur du service de santé prescrit les prélèvements de matériel nécessaire entre les diverses formations sanitaires du corps d'armée.

**B) Réapprovisionnement en effets d'habillement
et de campement
des détachements d'infirmiers militaires.**

I. — Détachements particuliers.

Les effets du service de l'habillement et du campement nécessaires aux hommes d'un détachement particulier sont, autant que possible, demandés et délivrés par les soins du commandant du détachement principal.

Lorsque les distances s'y opposent, le commandant

du détachement particulier établit, au titre du détachement principal, un bon numérique d'effets qui, après avis du sous-intendant, est perçu, selon le cas, au magasin d'un corps assigné ou à un magasin administratif. Le commandant du détachement principal est informé, par un compte rendu nominatif annexé à la feuille de présence mensuelle du détachement particulier, du nombre d'effets ainsi reçus.

II. — **Détachements principaux.**

Pour pourvoir au remplacement des effets d'habillement et de campement nécessaires aux infirmiers attachés à la formation sanitaire dont il est gestionnaire ou aux infirmiers des détachements particuliers rattachés au détachement principal qu'il administre, l'officier d'administration commandant un détachement principal a recours :

1° A des demandes à la station-magasin;

2° A des demandes au commandant de la section d'infirmiers d'origine du détachement;

3° A l'achat sur place.

1° Demandes a la station-magasin.

Aux époques périodiques, que fixent les commandants de corps d'armée et à toute époque, s'il y a lieu, le commandant de détachement principal fait parvenir à l'intendant du corps d'armée les demandes d'effets à fournir par les stations-magasins.

Les effets à mentionner sur ces demandes sont les effets de la 1re portion (effets militaires proprement dits).

2° Demandes au commandant de section.

Aux époques périodiques que fixent les commandants de corps d'armée, ou accidentellement, s'il y a nécessité, le commandant du détachement principal fait la demande des effets dont il doit être approvisionné par le dépôt de la section, avec indication de l'époque à laquelle il convient que ces effets parviennent à la gare régulatrice.

Les effets à mentionner sur ces demandes sont les effets de la 2ᵉ portion (effets que l'on peut trouver dans le commerce, tels que chemises, caleçons, mouchoirs, etc.).

3° Achats directs par le commandant de détachement.

Lorsqu'il le pourra, le commandant de détachement achètera, sur les lieux, les effets ou objets des deux portions se rapprochant suffisamment des types réglementaires et susceptibles de faire un utile service de guerre.

Le détachement peut surtout se pourvoir ainsi d'un certain nombre d'effets de linge ou d'objets accessoires et alléger, de la sorte, les envois du dépôt.

Les achats sont faits sans autorisation préalable, dans la limite du prix maximum notifié aux corps. Au delà, et s'il y a urgence, ils sont autorisés par le sous-intendant militaire chargé de la vérification des comptes du détachement.

Nancy, juin 1914.

ABRÉVIATIONS

A............... Armée active.

Art............. Article.

A. T............ Armée territoriale.

B. O............ Bulletin officiel.

C. A............ Corps d'armée.

C. Civ.......... Code civil.

C. M........... Circulaire ministérielle.

C. P........... Code pénal.

G. B. C......... Groupe de brancardiers de corps.

G. D. B........ Groupe divisionnaire de brancardiers.

S.-officier...... Sous-officier.

S. S............ Service de santé.

Paris et Limoges. — Imprimerie et librairie militaires CHARLES-LAVAUZELLE.

Librairie Militaire Henri CHARLES-LAVAUZELLE

PARIS & LIMOGES

Sous-intendant BOISSONNET. — **Les sociétés de secours aux blessés.** In-8° de 72 pages, broché ....

L. ARNAUD et P. BONNETTE, médecins-majors de l'armée. **Vaillance et dévouement. La femme sur le champ de bataille.** In-18 de 114 pages, avec gravures dans le texte, broché .... **2 »**

Albert SURIER. — **Pour nos soldats. Manuel de culture physique militaire.** Collaboration technique du professeur DESBONNET. Préface du général TOUTÉE, chef de cabinet des généraux Picquart et Brun, ministres de la guerre. In-32 de 92 pages, relié toile souple .... **1 »**

Médecin inspecteur TROUSSAINT. — **La direction du service de santé en campagne.** *Directeur et chef de service dans les principales situations de guerre depuis la mobilisation jusqu'après la bataille.* (5e édition, 1915.) In-18 de 498 pages, avec de nombreux croquis, reliure souple ...... **5 »**

Dr G. TELLIER, médecin aide-major. — **La santé du soldat.** *Manuel d'hygiène pratique* à l'usage des hommes de troupe. In-12 de 86 pages, avec 5 gravures, broché .... **» 75**

Dr A. TISSOT, de la Faculté de médecine de Paris. — **A nos soldats. Soins et conseils. Premiers secours à porter aux blessés.** In-32 de 210 pages, cartonné **1 50**

Manuel des premiers secours, à l'usage des sous-officiers et soldats. In-32 de 48 pages, broché .... **» 50**

Dr ARMEILLA, médecin aide-major de 1re classe. — **Manuel des soins d'urgence à donner aux malades et blessés,** à l'usage du personnel auxiliaire du service de santé et des officiers. In-32 de 218 p., broché, couverture gaufrée **1 50**

Dr Paul ROUX. — **Notions de médecine pratique.** In-32 de 92 pages, broché .... **» 50**
Relié toile gaufrée .... **» 75**

Dr PIGNET, médecin-major de 1re classe. — **Livret du brancardier militaire.** In-32 de 46 pages, cartonné ...... **» 50**

Dr J.-J. NOGIER, médecin inspecteur de l'armée. — **Aide-mémoire du médecin-chef et du personnel des hôpitaux militaires.** In-8° de 220 pages, relié toile ..... **4 »**

Dr A. MONÉRY, médecin aide-major de 1re classe à l'École spéciale militaire de Saint-Cyr. — **Précis d'hygiène militaire** à l'usage des officiers candidats à l'École supérieure de guerre et au brevet d'état-major. In-18 de 216 p., relié toile.